Dorothea Sauter, Julia Junghanss, Felix Bühling-Schindowski

Gewalt und Zwang vermeiden

Psychiatrie Verlag

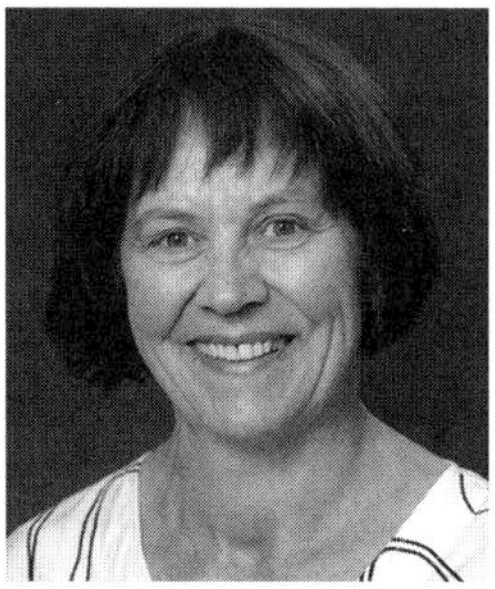

Dorothea Sauter, M. Sc., langjährige psychiatrische Berufserfahrung als Krankenschwester, Pflegedienstleiterin und Gesundheitswissenschaftlerin, Präsidentin der Deutschen Fachgesellschaft Psychiatrische Pflege, Mitherausgeberin »Lehrbuch Psychiatrische Pflege« (Hogrefe) und der Fachzeitschrift »Psychiatrische Pflege«

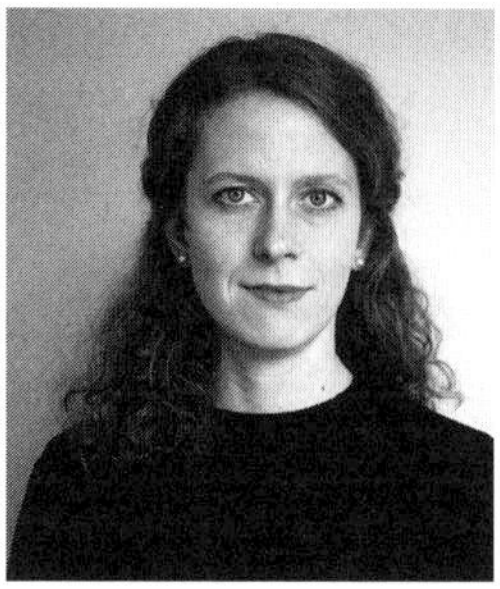

Julia Junghanss, Dr. med., Ärztin in Weiterbildung, wissenschaftliche Mitarbeiterin der AG Sozialpsychiatrie und Versorgungsforschung an der Psychiatrischen Universitätsklinik der Charité im St. Hedwig-Krankenhaus, Berlin

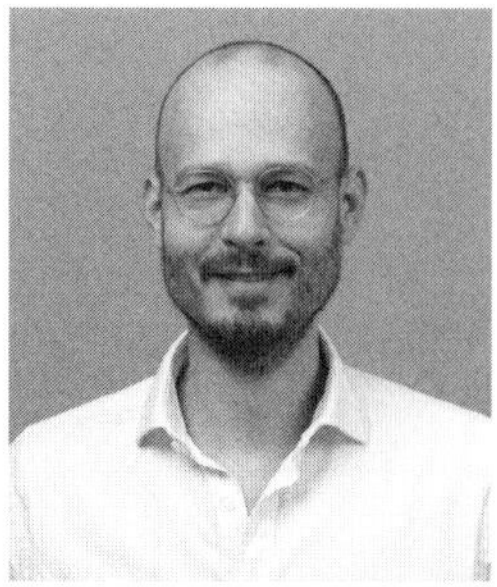

Felix Bühling-Schindowski, Dipl. Jurist, Dr. med., Assistenzarzt und wissenschaftlicher Mitarbeiter am Vivantes Klinikum Am Urban, Berlin

Dorothea Sauter,
Julia Junghanss
Felix Bühling-Schindowski

Gewalt und Zwang vermeiden

Leitliniengerechtes Handeln auf psychiatrischen Stationen

Psychiatrie
Verlag

Dorothea Sauter, Julia Junghanss, Felix Bühling-Schindowski
Gewalt und Zwang vermeiden
Leitliniengerechtes Handeln auf psychiatrischen Stationen

1. Auflage 2024
ISBN: 978-3-96605-229-0
ISBN E-Book (PDF): 978-3-96605-268-9

Bibliografische Information der Deutschen Nationalbibliothek
Die Deutsche Nationalbibliothek verzeichnet diese Publikation
in der Deutschen Nationalbibliografie;
detaillierte bibliografische Daten sind im Internet über
http://dnb.d-nb.de abrufbar.

Lektorat: Thomas Rosky, München
Umschlagkonzeption: Michael Schmitz, Arnbruck, www.grafikschmitz.de,
unter Verwendung eines Bildes von owik2 / photocase.de
Typografiekonzept: Iga Bielejec
Typografieanpassung: Alexander Klar, Gülstorf
Satz: Psychiatrie Verlag
Druck und Bindung: Plump Druck & Medien GmbH, Rheinbreitbach

Downloadmaterialien

- Die 12 Implementierungsempfehlungen
- Die PreVCo-Arbeitshilfe
- Durchführung PreVCo-Rating – Präsentation
- Planungsdokumentation PreVCo-Implementierung
- Monitoring der Implementierung – Visualisierungshilfe
- Erfassung von Aggressionsereignissen (EvA) – Formular und Anleitung (NAGS) (zu Empfehlung 1)
- Leitfaden zur Nachbesprechung von Zwangsmaßnahmen (zu Empfehlung 6)
- Risikoerfassung Brøset-Violence-Checkliste und Anleitung (zu Empfehlung 9)
- Behandlungsvereinbarungen (zu Empfehlung 10)
- Checkliste Weddinger Modell (zu Empfehlung 12)

Die Downloadmaterialien finden Sie auf
https://psychiatrie-verlag.de/product/gewalt-und-zwang-vermeiden/
Den Zugangscode auf S. 49 in diesem Buch.

Geleitwort

Tilman Steinert, Sophie Hirsch, Lieselotte Mahler, Andreas Bechdolf

Der angemessene Umgang mit Gewalt und Zwang ist eine große Herausforderung, die die psychiatrische Versorgung weltweit begleitet. Die letzten Jahre haben gezeigt, dass diese Herausforderung das gesamte Gesundheitssystem betrifft und gleichermaßen auch Rettungskräfte, Feuerwehrleute und andere. Die Psychiatrie ist, wie uns zahlreiche Untersuchungen zeigen, in ganz besonderem Maße betroffen. Das ist deshalb der Fall, weil der Gesetzgeber der Psychiatrie die Aufgabe übertragen hat, auch für die Menschen zu sorgen, die krankheitsbedingt sich selbst oder andere gefährden und von sich aus keine Behandlung suchen. »Sorgen« heißt in diesem Zusammenhang zu klären, ob eine Erkrankung vorliegt und ob eine Behandlung hilfreich ist, zugleich aber auch Schaden für Patient*innen und andere Menschen abzuwenden, notfalls unter Anwendung von Zwangsmaßnahmen. An dieser Stelle wird aus einer ethischen Legimitation sehr schnell auch eine haftungsrechtliche Pflicht für Kliniken und die dort Beschäftigten. Dennoch: Zwang und Gewalt so weit wie irgend möglich zu vermeiden und unter Beachtung der Menschenwürde stets Beziehungen »auf Augenhöhe« mit den Patient*innen zu pflegen, ist bei Weitem nicht die einzige, aber dennoch eine ganz wichtige Expertise aller in der Psychiatrie beschäftigten Berufsgruppen. Diese Expertise erfordert große persönliche Qualifikationen, aber auch gut verankerte Vorgehensweisen in Teams und Institutionen.

2018 beschäftigte sich das Bundesverfassungsgericht mit Fixierungen in der Psychiatrie und entschied, dass 5- und 7-Punkt-Fixierungen einen so tiefgreifenden Eingriff in die Freiheitsrechte darstellen, dass bei einer Dauer über 30 Minuten eine richterliche Überprüfung erforderlich ist und eine kontinuierliche 1:1-Betreuung stattfinden muss. Am Tag der Entscheidung des Bundesverfassungsgerichts hat die Deutsche Gesellschaft für Psychiatrie, Psychotherapie, Psychosomatik und Nervenheilkunde (DGPPN) die S3-Leitlinie »Verhinderung von Zwang: Prävention und Therapie aggressiven Verhaltens bei Erwachsenen« publiziert. Das Bundesverfassungsgericht hat also entschieden, dass Fixierungen und Zwangsmaßnahmen unter sehr engen Voraussetzungen gehandhabt werden müssen; die Leitlinie hat zugleich den gegenwärtigen internationalen Kenntnisstand zusammengefasst zu der Frage, *wie* dies geschehen kann. Beides zusammen war mit Sicherheit weltweit die stärkste jemals durchgeführte

Intervention zur Reduzierung von Zwang auf einer nationalen Ebene. In der Folge wurden die gesetzlichen Bestimmungen umfassend überarbeitet, nach den Auswertungen des baden-württembergischen Registers sanken der Anteil der von Zwangsmaßnahmen betroffenen Patient*innen und die durchschnittliche Dauer der Maßnahmen um etwa 13 %. Ein Jahr später wurde das Erreichte bereits wieder durch die Auswirkungen der Coronapandemie im ungünstigen Sinne ausgeglichen. Diese nur mäßigen Effekte zeigen deutlich, dass wir es mit einer überdauernden Problemstellung zu tun haben, die allein durch formale Eingriffe nicht lösbar ist. Die veröffentlichte Leitlinie in einem so komplexen Bereich klinischen Handelns bringt die große Herausforderung auf die Tagesordnung, wie man sicherstellen kann, dass diese auch im praktischen Handeln Anwendung findet. Dies ist die Aufgabe der Implementierung.

Leitlinienempfehlungen beziehen sich auf konkrete Handlungen in klinischen Situationen (typischerweise ärztliche Verordnungen), Empfehlungen der Implementierung richten sich dagegen an die Organisation. So beschreiben etwa Empfehlungen zur Herz-Kreislauf-Reanimation die Technik der Herzdruckmassage, bei der Implementierung geht es hingegen um die Verfügbarkeit von Notfallrucksäcken und die Schulung aller Beschäftigten in deren Gebrauch. Vergleichbar wurden auch aus der Leitlinie zur Verhinderung von Zwang Implementierungsempfehlungen abgeleitet, und zwar für die Ebenen der gemeindepsychiatrischen Versorgungsregion, der psychiatrischen Klinik und schließlich der psychiatrischen Station, wo die Maßnahmen am Ende stattfinden bzw. mit hoher Expertise verhindert werden sollen. Diese Empfehlungen wurden noch 2018 vom Vorstand der DGPPN verabschiedet und 2019 in einer Pilotstudie mit Hilfe von externen Expert*innen auf einigen psychiatrischen Stationen hinsichtlich ihrer Machbarkeit geprüft.

Daraus resultierte die große, vom deutschen Innervationsfonds des gemeinsamen Bundesausschusses geforderte PreVCo(Prevention of Coercion and Violence)-Studie, die von 2020 – 2023 auf 55 psychiatrischen Stationen in Deutschland durchgeführt wurde. Die Autor*innen dieses Buches haben als sogenannte »Implementierungsberatende« diese 55 Stationen über drei Jahre intensiv bei dem Unterfangen begleitet, das PreVCo-Arbeitsprogramm mit jeweils für die Bedürfnisse der Station ausgewählten Implementierungsempfehlungen zu begleiten.

Die wichtigsten statistisch berechenbaren Studienergebnisse erscheinen in internationalen Fachzeitschriften, erreichen den Alltag psychiatrischer Stationen aber kaum. Den enormen Erfahrungsschatz, den die Studienmitarbeitenden in der mehrjährigen Erfahrung mit den Stationen gewinnen konnten, präsentieren sie in diesem Buch. Es geht um durchaus verallgemeinerbare Erkenntnisse zu den Fragen, wie Implementierung in psychiatrischen Teams gelingen kann, wie solche Behandlungsstrukturen funktionieren, welche Vorgehensweisen sinnvoll sind und welche nicht. Besonderer Dank gilt in diesem Zusammenhang 55 psychiatrischen Behandlungsteams, die unter ungekannt schwierigen äußeren Bedingungen – die Dauer der PreVCo-Studie fiel mit der Dauer der COVID 19-Pandemie zusammen – beharrlich und mit viel Engagement an diesem Thema gearbeitet haben. Dieses Buch soll dazu beitragen, dem Werkzeugkasten aller psychiatrischen Berufsgruppen in der Akutpsychiatrie ein wichtiges Instrumentarium hinzuzufügen, das auch zum Selbstverständnis und der Expertise in diesem Arbeitsbereich einen wichtigen Beitrag leistet.

Leitlinien und Implementierungsempfehlungen

Tilman Steinert

Wie entsteht eine Leitlinie?

Behandlungsleitlinien sind aus der Medizin heute nicht mehr wegzudenken. Die Idee ist, dass alles verfügbare Wissen zu medizinischen Fragestellungen (zum Beispiel Behandlung von Brustkrebs oder Herzinfarkt) gebündelt werden und in klar formulierten, alltagstauglichen Empfehlungen resultieren soll. Nahezu zu allen medizinischen Fragen können Expert*innen und Patient*innen sowie selbst die breite Öffentlichkeit solche Leitlinien auf der Webseite der Arbeitsgemeinschaft wissenschaftlich-medizinischer Fachgesellschaften (AWMF) finden (www.awmf.org). Was in Leitlinien steht, gilt als Goldstandard für alle medizinischen Fragen, nicht nur in Facharztprüfungen, sondern auch regelmäßig in Haftungs- und Kunstfehlerprozessen. Dabei wurden die Methoden der Leitlinienentwicklung in den letzten zwanzig Jahren deutlich verbessert. Resultierten Leitlinienempfehlungen vor einigen Jahrzehnten noch aus einem entspannten Arbeitstreffen renommierter Expert*innen, die sich auf wichtige Grundsätze einigen konnten, ist das Vorgehen inzwischen hochgradig standardisiert, transparent und nachvollziehbar. Zunächst werden die wegweisenden Fragen gestellt, z. B.: Welche Medikamente verordnet man nach abgelaufenem Herzinfarkt wie lange zum Schutz vor einem erneuten Infarkt? Anschließend wird die wissenschaftliche Beweislage, die »Evidenz«, zu diesen Fragen gesichtet. Dabei gibt es klare Regeln, wie stark welche wissenschaftlichen Studien gewertet werden. Expertenmeinungen haben (in völliger Abkehr von medizinischen Traditionen) genauso wie Einzelfallbeschreibungen das geringste Gewicht. Die Beweislage beruht vielmehr auf methodisch guten randomisiert kontrollierten Studien. Dabei werden Therapien nach einem Zufallsverfahren Gruppen von Patient*innen zugewiesen und dann die unterschiedlichen Effekte untersucht. Gibt es mehrere Studien zur gleichen Fragestellung, greifen Leitlinien oft auf zusammenfassende Auswertungen solcher Studien, sogenannte Metaanalysen, zurück. Große, mehr oder weniger frei zugängliche Datenbanken, die sämtliche wissenschaftlichen Arbeiten in Fachzeitschriften umfassen und die inzwischen

übliche Praxis, wichtige Forschungsergebnisse in englischer Sprache zu publizieren, erleichtern diese Arbeit sehr.
Der nächste wichtige Schritt bei der Leitlinienerstellung ist es, aus dieser umfassend dargestellten Evidenz konkrete Empfehlungen zu entwickeln. Diese Empfehlungen sind meistens in sehr einfacher und klarer Sprache formuliert und benutzen eine einheitliche »Leitliniensprache«. Dabei bezeichnet die Formulierung »soll« den höchsten Empfehlungsgrad. (»Bei aggressivem Verhalten bei therapieresistenten psychotischen Störungen soll ein Behandlungsversuch mit Clozapin unter Beachtung der üblichen Kontraindikationen und Kontrollen erfolgen.«) Um diesen stärksten Empfehlungsgrad zu erreichen, ist nicht nur eine hohe Qualität der Evidenz erforderlich, sondern auch deren Anwendbarkeit auf die konkrete klinische Situation. So kann es zu einer Abschwächung der Empfehlung führen, wenn etwa Medikamente zur Behandlung aggressiven Verhaltens nur an freiwillig teilnehmenden Patient*innen in Ländern mit einem ganz anderen Gesundheitssystem geprüft wurden. Umgekehrt kann eine Empfehlung auch verstärkt werden, wenn die Beweislage zwar relativ schwach ist, jedoch die verantwortlichen Akteur*innen (dazu zählen außer den Professionellen auch Vertretende anderer Fachgebiete und nicht zuletzt auch Betroffene [»Psychiatrieerfahrene«] und deren Angehörige) überzeugt sind, dass eine bestimmte Maßnahme sehr bedeutsam ist. Solche Beispiele aus der Leitlinie zur Verhinderung von Zwang sind die architektonische Gestaltung psychiatrischer Stationen und die Verfügbarkeit qualifizierten Personals. Die wissenschaftliche Beweislage dafür, dass geeignete Räumlichkeiten mit individuellen Rückzugsräumen und eine quantitativ und qualitativ gute Personalausstattung die Anwendung von Zwangsmaßnahmen reduzieren, ist überraschend dürftig. Dennoch sind sämtliche Expert*innen überzeugt, dass diese Faktoren eine sehr wichtige Rolle spielen. Deshalb wurde in diesen Fällen eine starke Empfehlung ausgesprochen. In der »Soll-Formulierung« ist auch das Konzept beinhaltet, dass Leitlinien keine Richtlinien sind. Richtlinien sind immer einzuhalten, Leitlinien dagegen sind Empfehlungen, von denen im Einzelfall – dann aber begründet! – abgewichen werden kann. Eine deutlich schwächere Empfehlung wird mit der Formulierung »sollte« versehen. Dies ist etwa der Fall, wenn Studienergebnisse uneinheitlich oder die Effekte einer therapeutischen Maßnahme relativ schwach sind oder das Verhältnis von Wirkungen und Nebenwirkungen in manchen Fällen nicht günstig ist. Schließlich folgt die Empfehlung »kann« für therapeutische Maßnahmen, für die es keine eindeutige Beweislage gibt. Mit diesem Empfehlungsgrad sind in Leitlinien viele therapeutische Maßnahmen versehen, die in Arztpraxen in allen Bereichen der Medizin häufig gemacht werden, nicht

zuletzt auch auf Wunsch von Patient*innen. Manchmal geben Leitlinien auch klare Empfehlungen, bestimmte Dinge nicht zu tun (»soll nicht«).

Schließlich muss noch sichergestellt werden, dass diese von einer Fachgruppe erarbeiteten Empfehlungen tatsächlich breite Akzeptanz in der Fachwelt finden. Dazu gibt es wiederum ein formelles Vorgehen mit einer sogenannten »Konsensuskonferenz«, in die von dem Thema betroffene Fachverbände und Interessenvertretungen (z. B. Selbsthilfegruppen) Delegierte entsenden, die schließlich über jede einzelne Empfehlung abstimmen. Am Ende wird das fertige Leitlinienwerk erneut all diesen Fachverbänden vorgelegt und bedarf deren Zustimmung. Im Fall der Leitlinie zur Verhinderung von Zwang waren es 22 verschiedene Fachverbände und Organisationen, von denen letztendlich 21 zugestimmt haben. Nur wenn dieses strikte Verfahren bezüglich Evidenz und Konsens nachprüfbar eingehalten wurde, erhält die Leitlinie den Qualitätsstandard »S3-Leitlinie«.

So enthält die S3-Leitlinie »Verhinderung von Zwang: Prävention und Therapie aggressiven Verhaltens bei Erwachsenen« am Ende 19 Empfehlungen des höchsten Empfehlungsgrades (»soll«), neun Empfehlungen des zweithöchsten (»sollte«) und 15 »kann«-Empfehlungen (DGPPN 2019b). Außerdem finden sich vierzig Empfehlungen mit Expertenkonsens zu Fragen, die man nicht mit wissenschaftlichen Studien überprüfen kann (viele Fragen der Ethik und guten klinischen Praxis) sowie sechs »Statements«.

Diese 89 Empfehlungen und Grundsätze reichen von Architektur und Personalausstattung über Indikationen für Medikamente und Interventionen zur Vermeidung von Zwangsmaßnahmen bis hin zur konkreten Gestaltung solcher Maßnahmen, falls sie unvermeidlich sind. Ein dermaßen breites Bündel von Empfehlungen, die auf sämtliche Aspekte der psychiatrischen Tätigkeit ausstrahlen, in die klinische Praxis zu implementieren, ist eine große Herausforderung. Zugleich ist es die Chance, in allen Aspekten der Behandlung eine umfassende menschliche *und* wissenschaftsbasierte Psychiatrie gerade für die vulnerablen Patient*innen, die sich und andere gefährden und daher in ihren Rechten eingeschränkt werden, in vorbildlicher Weise zu realisieren. Deshalb bedurfte es dazu eines eigenen Programms.

Von Leitlinienempfehlungen zu Implementierungsempfehlungen

Während sich Leitlinienempfehlungen an verantwortliche Personen richten (»Verordnen Sie in der klinischen Situation A das Medikament B«), richten sich Implementierungsempfehlungen an eine komplexe Organisation wie ein Krankenhaus oder sogar übergeordnete organisatorische Einheiten (»Stellen Sie sicher, dass in Ihrem Verantwortungsbereich Patient*innen in der klinischen Situation A tatsächlich das Medikament B verordnet bekommen«). Darüber hinaus galt es im Fall der S3-Leitlinie zur Verhinderung von Zwang, das zu tun, was auch wissenschaftliche Theorien leisten sollen: Komplexitätsreduktion. Die 89 Empfehlungen und Feststellungen der Leitlinie mussten auf ein gut verständliches und praktikables »Implementierungsprogramm« verdichtet werden. Im Fall der Verhinderung von Zwang ist schnell einsichtig, dass es dabei unterschiedliche Zielebenen gibt. Die erste Zielebene ist diejenige, auf der die Maßnahmen, die es zu verhindern oder zu reduzieren gilt, tatsächlich stattfinden: die psychiatrische Station mit ihrem Behandlungsteam. Für diese wurde ein »12-Punkte-Programm« entwickelt, das Gegenstand der PreVCo-Studie und damit auch des vorliegenden Buches ist. Nicht zu vergessen sind dennoch die weiteren Zielebenen. Verschiedene wichtige Maßnahmen kann eine Station nicht allein umsetzen, sondern es bedarf dazu Entscheidungen auf der Klinikebene (zum Beispiel das 12-Punkte-Programm auf geeigneten Stationen einzuführen). Deshalb gibt es sechs zusätzliche Empfehlungen für die Ebene psychiatrischer Kliniken. Zudem muss beachtet werden, dass Zwangsmaßnahmen auf psychiatrischen Stationen häufig aus Situationen resultieren, die sich außerhalb der Klinik abgespielt haben. Die Verhinderung von Zwangsmaßnahmen beginnt in der Gemeindepsychiatrie. Wenn jemand stark alkoholisiert nach einer Auseinandersetzung mit der Polizei in weiterhin hoch aggressiver Verfassung mit Handschellen in die Klinik gebracht wird, wird es den dort diensttuenden Pflegefachpersonen und Ärzt*innen voraussichtlich schwerfallen, unter Verzicht auf Zwangsmaßnahmen eine normale, für alle Beteiligten ungefährliche Behandlungssituation herzustellen. Deshalb resultieren weitere acht Empfehlungen, die sich auf eine gesamte Versorgungsregion beziehen. Auch wenn der Schwerpunkt dieses Buches ebenso wie der PreVCo-Studie auf den psychiatrischen Stationen liegt, kann nicht genügend betont werden, wie bedeutsam die Einbeziehung der Gemeindepsychiatrie und der kooperierenden Einrichtung für die Vermeidung von Zwang in der Psychiatrie ist. Diese Empfehlungen für

Versorgungsregionen, psychiatrische Kliniken und psychiatrische Stationen wurden Ende 2018 vom Vorstand der Deutschen Gesellschaft für Psychiatrie, Psychotherapie, Psychosomatik und Nervenheilkunde (DGPPN) verabschiedet (Steinert & Hirsch 2019). Für die Versorgungsregionen lauten sie wie folgt:

1. Kliniken sollten die empfohlenen Maßnahmen für Kliniken umsetzen.
2. Erfassen Sie die Unterbringungshäufigkeiten in Kliniken und in Heimen beziehungsweise Wohneinrichtungen der Region.
3. Führen Sie niederschwellig zugängliche Beschwerdemöglichkeiten für alle Einrichtungen eines gemeindepsychiatrischen Verbundes beziehungsweise die Region ein.
4. Stellen Sie externe Kontrollen im Hinblick auf Zwangsmaßnahmen sicher (z. B. Besuchskommissionen, nicht nur in Kliniken, sondern auch in Wohneinrichtungen).
5. Entwickeln Sie eine Strategie der Einbeziehung von Genesungsbegleitenden in Kliniken und in der Gemeindepsychiatrie.
6. Schließen Sie mindestens zehn Behandlungsvereinbarungen (oder Krisenpässe) pro Jahr außerhalb des Krankenhauses ab.
7. Klären Sie die Zusammenarbeit zwischen gemeindepsychiatrischen Einrichtungen, Gerichten, Polizei und Krankenhäusern im Hinblick auf Verpflichtungen und Grenzen.
8. Ergreifen Sie Maßnahmen zur Sicherung einer leitliniengerechten Pharmakotherapie im ambulanten Bereich.

Für psychiatrische Kliniken lauten die Empfehlungen wie folgt:

1. Führen Sie das 12-Punkte-Programm auf geeigneten Stationen ein.
2. Entwickeln Sie ein Gesamtkonzept möglichst wenig restriktiver Behandlung, zum Beispiel mit der Öffnung von Stationen.
3. Führen Sie Schulungen der Beschäftigten über die Kommunikation mit Patient*innen durch (zum Beispiel partizipative Entscheidungsfindung).
4. Entwickeln Sie eine Strategie der Einbeziehung von Genesungsbegleitenden für die Klinik.
5. Schließen Sie mindestens zehn Behandlungsvereinbarungen (oder Krisenpässe) pro 1000 Entlassungen im Jahr ab.
6. Klären Sie die Zusammenarbeit mit Gerichten, Polizei und anderen Krankenhäusern im Hinblick auf Verpflichtungen und Grenzen.

Schließlich lauten die zwölf Implementierungsempfehlungen für die psychiatrischen Stationen, die Gegenstand dieses Buchs sind, wie folgt:

1. Führen Sie eine standardisierte Erfassung von Zwangsmaßnahmen und aggressiven Übergriffen mit Möglichkeit der regelmäßigen Evaluation auf Stationsebene ein.
2. Führen Sie interne, an die Vorgaben der Leitlinie adaptierte Standards bezüglich der Indikation, Durchführung, Überprüfung, Dokumentation und Nachbesprechung von Zwangsmaßnahmen ein oder überprüfen Sie die gegebenenfalls vorhandenen Standards.
3. Führen Sie eine monatliche, von der Abteilungs- oder Stationsleitung geleitete Teambesprechung ein, in der die Daten zu Zwangsmaßnahmen und aggressiven Vorfällen analysiert und die Hintergründe besprochen werden.
4. Führen Sie einen Schulungsplan für alle Beschäftigten mit Patient*innenkontakt in Deeskalation/Aggressionsmanagement ein und stellen Sie sicher, dass alle Beschäftigten mindestens einmal in zwei Jahren eine entsprechende Schulung erhalten.
5. Stellen Sie sicher, dass bei freiheitsbeschränkenden/-entziehenden Zwangsmaßnahmen (Fixierung, Isolierung) eine kontinuierliche persönliche Betreuung stattfindet.
6. Stellen Sie sicher, dass Nachbesprechungen nach Zwangsmaßnahmen mit den betroffenen Patient*innen verbindlich stattfinden und dokumentiert werden.
7. Beschäftigen oder beteiligen Sie Genesungsbegleitende auf der Station.
8. Erstellen Sie einen Aktionsplan für die aggressionsmindernde Gestaltung der räumlichen Umgebung auf der Station und überprüfen Sie diesen jährlich.
9. Führen Sie eine Risikoerkennung mit der Brøset Violence Checklist (BVC) oder einem anderen Instrument bei allen Risikopatienten nach klinischer Einschätzung ein und stellen Sie sicher, dass daraus auch klinische Konsequenzen erfolgen.
10. Empfehlen Sie allen Patient*innen nach der Durchführung einer Zwangsmaßnahme die Erstellung einer Patientenverfügung oder bieten Sie ihnen eine Behandlungsvereinbarung zur Verhinderung weiterer Zwangsmaßnahmen an.
11. Führen Sie Maßnahmen zur Sicherstellung einer leitliniengerechten Pharmakotherapie ein, orientiert an der S3-Leitlinie in Bezug auf aggressives Verhalten, aber auch den störungsspezifischen anderen S3-Leitlinien (»leitliniengerechte Behandlung der Grunderkrankung«).
12. Führen Sie Safewards oder andere komplexe Interventionen, die in einzelnen Modulen operationalisierbar sind, ein.

Zu Safewards und zum Weddinger Modell liegen Buchpublikationen mit sehr konkreten Implementierungsempfehlungen und Erfahrungen vor (Löhr et al. 2023; Mahler et al. 2024).

So umfangreich das 12-Punkte-Programm als Herausforderung für die Implementierung ist, so unvollständig ist es. Die Empfehlungen für die Kliniken und die Versorgungsregionen gehören dazu, auch wenn sie nicht in einer großen Studie evaluiert wurden (was methodisch auch sehr schwierig wäre). Und das »12-Punkte-Programm« ist ein gutes Arbeitsprogramm mit einer Verdichtung der Leitlinie, aber es ist nicht die Leitlinie selbst, diese umfasst weit mehr.

Von den Implementierungsempfehlungen zur PreVCo-Studie

Die genannten Implementierungsempfehlungen waren zunächst nur eine Idee, abgeleitet aus Leitlinienempfehlungen, deren Umsetzung man in irgendeiner Weise messen kann. Ob psychiatrische Stationen die Implementierungsempfehlungen umsetzen können und ob man die Umsetzung tatsächlich messbar erfassen kann, war zunächst nicht klar und erst einmal zu prüfen. Zwei zentrale Instrumente waren dabei die Vorstellung, den Stationsteams externe Beratende mit hoher Expertise zur Seite zu stellen und ein Verfahren zu verwenden, mit dem der Grad der Implementierung erfasst und Veränderung gemessen werden kann. Diese Skala ist die sogenannte »PreVCo-Skala«, die zu diesem Zweck entwickelt wurde (sie findet sich in den Downloadmaterialien der PreVCo-Arbeitshilfe). Dabei wird jeder der zwölf Implementierungspunkte beschrieben und hinsichtlich der Art der Umsetzung möglichst genau charakterisiert. Es ergibt sich dabei ein Punktwert von 0 bis 9. Damit sollte ermöglicht werden, dass psychiatrische Behandlungsteams theoretisch auch allein, im Fall der PreVCo-Studie zusammen mit den externen Beratenden, bewerten, bis zu welchem Grad sie die Implementierungsempfehlungen zur Vermeidung von Zwang umgesetzt haben. Weil die Skala Punktwerte ausweist, können damit auch Veränderungen gemessen werden, d. h., man kann messen, ob die Implementierung gelungen ist.

Um zu prüfen, ob dieses Vorgehen funktioniert, wurde zunächst eine Pilotstudie mit fünf psychiatrischen Stationen in Deutschland und mit ausgewiesenen Expert*innen als »Implementierungsberatenden« durchgeführt (Bechdolf et al. 2021). Bei dieser Studie ging es um die *Machbarkeit* der Intervention. Die Überprüfung der *Wirksamkeit,* also die Beantwortung der Frage, ob die Implementierung der Leitlinie auf diese Weise tatsächlich die Anwendung von Zwangsmaßnahmen senken kann, ist mit einer derartigen kleinen Pilotstudie aus statistischen Gründen nicht möglich.

Die Pilotstudie hat dennoch wichtige Ergebnisse gebracht, die dann in die PreVCo-Studie eingingen. Zunächst einmal konnte die PreVCo-Skala verfeinert werden und es konnte sichergestellt werden, dass verschiedene Anwendende dieselben Sachverhalte hinreichend ähnlich bewerten (die sog. Interrater-Reliabilität). Zum anderen machten die Beratenden die Erfahrung, dass sie das Programm einem sehr interessierten Team in einem Auftaktworkshop präsentieren und dabei bereits eine Auswahl geeigneter Punkte und konkreter Schritte mit den Teams vereinbaren konnten. Es zeigte sich jedoch, dass bei einem Folgetermin häufig bis dahin nichts Konkretes geschehen war. Implementierung ist kein Selbstläufer und sie entsteht nicht durch Informationsveranstaltungen. Auf diese Weise scheitern wahrscheinlich sehr viele gut gemeinte Initiativen in vielen Bereichen des Gesundheitswesens. Vielmehr zeigte sich, dass es erforderlich ist, jeweils verantwortliche Personen zu identifizieren, mit diesen stetigen Kontakt zu halten und die Implementierung sehr kleinschrittig und mit ganz konkreten Zwischenzielen zu vereinbaren.

Die PreVCo-Studie

Die Erfahrungen der Pilotstudie gingen in die Methodik der PreVCo-Studie ein. Im Gegensatz zur Pilotstudie, bei der es nur um die *Machbarkeit* ging, sollte die PreVCo (Prevention of Coercion and Violence)-Studie (www.prevco.de) nun tatsächlich die Frage der *Wirksamkeit* prüfen. Wirksamkeit bedeutet in diesem Fall: Kann die Implementierung des 12-Punkte-Programms tatsächlich die Häufigkeit der Anwendung von Zwang auf psychiatrischen Stationen reduzieren? Dazu gehört eine wichtige Nebenfrage: Gelingt dies, ohne dass es zur Zunahme aggressiver Übergriffe kommt? Wie man diese Fragen untersuchen kann, ergibt sich aus statistischen Überlegungen. Man trifft Annahmen, wie groß der Effekt sein müsste, den man nachweisen will (wir wollten eine Reduktion von Zwangsmaßnahmen mit einer mittleren Effektstärke nachweisen), und man kann dann berechnen, welche Fallzahl dafür benötigt wird. In unserem Zusammenhang sind die »Fälle« nicht Patient*innen, sondern psychiatrische Stationen. Die statistische Berechnung ergab 52 Stationen für einen soliden wissenschaftlichen Nachweis. Damit war es die größte Studie mit psychiatrischen Stationen, die unseres Wissens jemals durchgeführt wurde. Weil wir das Ausscheiden einiger Stationen eingeplant hatten, wurden sogar 55 Stationen in die Studie aufgenommen. Ohne die Finanzierung über ein Bundesprogramm wäre dies nicht möglich gewesen.

Für eine gute wissenschaftliche Aussage bedarf es, wie auch in anderen Bereichen der Medizin, einer randomisiert-kontrollierten Studie, die bei diesem Thema ganz besondere Herausforderungen beinhaltete. Nach einem Zufallsverfahren wurde entschieden, welche der teilnehmenden Stationen mit der Implementierung des 12-Punkte–Programms beginnen sollten, während die andere Hälfte einer Wartegruppe zugeteilt wurde, die erst zwölf Monate später beginnen konnte. Nicht realisiert werden konnte natürlich das bei Medikamentenstudien geforderte Prinzip der »doppelten Blindheit«, d. h., dass weder die teilnehmenden Stationen noch die begleitenden Implementierungsberatenden wüssten, was sie tun. Eine randomisiert-kontrollierte Studie benötigt ein von vornherein festzulegendes Ergebnismaß (sog. primärer Endpunkt oder Primary Outcome), an dem der Erfolg gemessen wird. Alles Mögliche zu berechnen, um am Ende irgendetwas zu finden, wo sich ein günstiger Effekt eingestellt hat, gilt dagegen grundsätzlich als unstatthaft. Wir wählten also die Zahl der Zwangsmaßnahmen pro Bett und Monat als Hauptergebnismaß für einen Vergleich der Interventions- und Wartelistenstationen. Sogenannte Kontrollvariablen – wichtige Merkmale, die auch eine Rolle spielen – wurden ebenfalls erfasst, so die Häufigkeit aggressiver Übergriffe, die Personalbesetzung, die Verteilung von Diagnosen und andere mehr. Die Ergebnisse nach drei Jahren intensiver Arbeit und umfangreichen statistischen Auswertungen sind in den einschlägigen internationalen Fachzeitschriften nachzulesen. Es zeigte sich, dass die Zwangsmaßnahmen auf den »Interventionsstationen« gegenüber der vorangegangenen Datenerhebungsperiode (Baseline-Phase) tatsächlich um 45 % zurückgegangen waren, allerdings auf den »Wartelistenstationen« ebenfalls um 28 %. Damit war das Studienergebnis nicht signifikant, eine Wirksamkeit ist also nicht sicher nachgewiesen.

Das ist übrigens international bei den meisten Studien, die die Reduzierung von Zwangsmaßnahmen mit einem guten Studiendesign untersucht haben, ähnlich. Der wesentliche Grund dürfte der Effekt in der Wartelistengruppe gewesen sein, deren Stationen ebenfalls an dem Auftaktworkshop teilgenommen hatten und zum Teil ausgesprochen interessiert waren, möglichst bald mit der Implementierung einzelner Punkte zu beginnen. Ebenfalls dürfte die Coronapandemie eine Rolle gespielt haben, die die Arbeitsweise einiger Stationen zeitweilig erheblich beeinträchtigt hat. Auch hatten alle teilnehmenden Stationen schon vor Studienbeginn verschiedene Maßnahmen in der Praxis umgesetzt, um Zwangsmaßnahmen zu verringern, was natürlich das Verbesserungspotenzial limitierte.

Trotz des »negativen« Hauptergebnisses gab es auch sehr erfreuliche Aspekte. Immerhin hatten die teilnehmenden Stationen die Zwangsmaßnahmen im

Durchschnitt um mehr als ein Drittel reduziert, und dies bei gleichbleibender Häufigkeit von aggressiven Übergriffen. Das heißt, bei vermutlich unverändertem Verhalten der behandelten Patient*innen war es doch zu einer erheblichen Veränderung der Praxis im Zusammenhang mit Zwangsmaßnahmen gekommen, und dies in großer Breite, messbar über die zahlreichen teilnehmenden Stationen in Deutschland. Ebenfalls ist die Implementierung als solche – durch die wiederholten Einschätzungen des PreVCo-Scores überprüft und statistisch hoch signifikant – erfolgreich verlaufen. Es ist also wissenschaftlich gut gesichert, dass das, was in den nachfolgenden Kapiteln beschrieben ist, auch tatsächlich in der Praxis funktioniert und diese im positiven Sinne verändern kann. Das ist die wichtigste Botschaft. Trotz des nicht signifikanten Gruppenunterschieds im Hauptergebnismaß ist das PreVCo-Programm vermutlich das Beste, was wir derzeit für Stationen der Akutpsychiatrie zur Vermeidung von Zwang im psychiatrischen Handwerkszeug haben.

Wie die qualitative Begleitstudie gezeigt hat, vermittelt die Implementierung den Mitarbeitenden eines psychiatrischen Behandlungsteams sehr viel Identität und gemeinsames Kompetenzerleben. Das Vorgehen wurde von der großen Mehrheit der Stationen als sehr wertvoll eingeschätzt. Zahlreiche wichtige Erfahrungen, die die Implementierungsberatenden während der Studienphase gewonnen haben, schlagen sich nicht in Tabellen, Abbildungen und Signifikanzwerten nieder, wie sie sich in den Veröffentlichungen der internationalen Fachzeitschriften finden. Aus der Sicht vieler sind sie aber sogar das Herzstück der gewonnen Erkenntnisse. Sie finden sich in den folgenden Kapiteln.

Über Implementierung

Dorothea Sauter, Felix Bühling-Schindowski, Julia Junghanss, Celline Cole

Patient*innen psychiatrischer Kliniken hoffen auf die nach aktuellem Wissen bestmögliche Behandlung und Unterstützung. Das Ziel der Gesundheitsforschung, die alltägliche Gesundheitsversorgung zu verbessern, kann nur erreicht werden, wenn es gelingt, aktuelles Forschungswissen in die Handlungspraxis zu überführen.

Was ist Implementierung?

»Implementierung« meint diesen gezielten Prozess der Überführung von Forschungswissen in die Handlungspraxis (Muche-Borowski et al. 2015). Implementierung ist der geplante und systematische Prozess, definierte Interventionen als Innovationen in ein bestimmtes Setting zu integrieren (Rycroft-Malone & Bucknall 2010). Implementierung ist zugleich ein sozialer Prozess (Greenhalgh et al. 2005), denn von der formalen Entscheidung für die Einführung eines neuen Verfahrens bis zur dauerhaften Anwendung durch oft multiprofessionelle Teams finden viele Informations-, Aushandlungs- und Verständigungsprozesse statt. Dabei müssen Fachpersonen ihr bisheriges, meist routiniertes Handeln zugunsten der neuen, forschungsbasierten Methode aufgeben, also ihr Verhalten verändern (Muche-Borowski et al. 2015).

Zum Prozess einer strukturierten Implementierung gehören die Identifikation förderlicher und hinderlicher Faktoren, die Auswahl und Nutzung effektiver Strategien zur Überwindung von Barrieren und zur Steuerung des Implementierungsprozesses, das Monitoring und Evaluieren der Prozesse sowie die Verstetigung des veränderten Verhaltens (Wensing et al. 2020).

Die Implementierungswissenschaft untersucht Einflussfaktoren, Methoden und Ergebnisse der Implementierung und will damit der oft gängigen Praxis entgegenwirken, dass »evidenzbasierte Methoden mit nicht evidenzbasierten Verfahren eingeführt« (Drake et al. 2005) werden. Dieser seit den letzten Dekaden sehr aktive Forschungszweig bietet zunehmend Wissen bezüglich relevanter Einflussfaktoren und wirksamer Strategien (Vollmar et al. 2017). Es gibt sehr vielfältige und zunehmend forschungsbasierte Konzepte und Modelle der Implementierung. Sie geben den mit der Gestaltung von Implementierungsprozessen betrauten Personen hilfreiche Impulse, die komplexen und vielgesichtigen Voraussetzungen, Einflussfaktoren, Strategien und Evaluationskritierien strukturiert zu durchdenken (Nilsen 2015; Rycroft-Malone & Bucknall 2010).

Implementierung meint ein geplantes und strukturiertes Vorgehen mit dem Ziel, die Handlungspraxis auf Grundlage aktuellen Forschungswissens zu verändern. Gleichzeitig ist Implementierung ein komplexer und sozialer Prozess.

Implementierungsziele

Wenn wissenschaftliche Erkenntnisse und Forschungsbefunde keinen Eingang in die Gesundheitsversorgung finden, dann spricht man von der »Evidenz-Praxis-Lücke«. Im Gesundheitsbereich gilt die Implementierung von Behandlungsleitlinien in die Handlungspraxis als wichtiges Qualitätsmerkmal und als wesentlich, um die Evidenz-Praxis-Lücke zu schließen (Burgers et al. 2020). In der psychiatrischen Versorgung besteht im Umsetzungsgrad der Leitlinienimplementierungen noch deutlicher Verbesserungsbedarf (Girlanda et al. 2017; Bighelli et al. 2016; Forsner et al. 2010).
Um Leitlinien nachhaltig in die Handlungspraxis zu überführen, ist es zunächst notwendig, dass sowohl Personen mit Leitungsaufgaben als auch Fachpersonen aller Berufsgruppen ihre eigene Handlungspraxis hinsichtlich der im eigenen Handlungsbereich relevanten Leitlinienempfehlungen fortlaufend überprüfen. Die Implementierung einer Empfehlung ist nur dann sinnvoll, wenn eine spürbare Verbesserung der Versorgung oder Hilfe erwartbar ist. Das anzuwendende Verfahren muss im Arbeitsalltag realisierbar sein und von den Anwendenden akzeptiert werden. Der Aufwand kann erheblich sein, daher müssen Prioritäten festgelegt werden, wenn verschiedene Implementierungserfordernisse gleichzeitig vorliegen. Wenn zeitgleich weitere Veränderungsprozesse stattfinden, z. B. aufgrund von Trägervorgaben oder neuen Richtlinien, dann müssen auch diese bei einer Priorisierung mitbedacht werden.

Implementierung ist kein Selbstzweck. Nur die Erwartung, dass die Versorgung der Patient*innen relevant verbessert wird, rechtfertigt den Implementierungsaufwand.

Einflussfaktoren

Für eine erfolgreiche Implementierung müssen einige Voraussetzungen erfüllt sein und vielfältige Einflussfaktoren auf den Ebenen der Innovation, der anwendenden Fachpersonen sowie des Kontextes beachtet werden (Damschroder et al. 2009). Das gilt im Besonderen bei der Einführung komplexer Interventionen (Craig et al. 2008). Vor Start der Implementierung sollte eine Analyse möglicher Förderfaktoren und Barrieren erfolgen.

Damit Evidenzwissen Eingang in die Praxis finden kann, muss es (1) bekannt und (2) akzeptiert, sowie (3) in der Praxis gut handhabbar sein und (4) mit einem strukturieren Vorgehen eingeführt werden (Grol & Grimshaw 2003).

Voraussetzungen und Förderfaktoren

Wenn zur Behandlung bzw. Therapie eines relevanten Gesundheitsproblems klare Leitlinienempfehlungen oder anderweitig überzeugende Evidenz vorliegt, dann liegt nahe, dass diese in der Praxis verankert werden sollten. Eine »1:1-Übernahme einer Handlungsempfehlung in die Praxis« gelingt jedoch in aller Regel nicht ohne Weiteres. Es sollte zunächst immer die *Passung zum eigenen Handlungskontext* geprüft werden. Eine Implementierung führt nur dann zu einer verbesserten Versorgung oder Therapie, wenn die Thematik im eigenen Setting eine hohe Relevanz hat. Die »Anwendenden«, also die Fachpersonen, wie auch die »Nutzenden« also die Patient*innen, müssen von der Veränderung überzeugt sein. Dafür muss die neue Praxis der bisherigen spürbar überlegen sein. Die angestrebte Veränderung muss mit den Einstellungen und den Kompetenzen der Anwendenden, mit den vorhandenen Prozessen und mit den verfügbaren Ressourcen kompatibel sein (Grol & Wensing 2020). Dass die empfohlene evidenzbasierte Handlung zur konkreten Versorgungssituation passt, gilt als der zentralste Aspekt des Implementierungserfolgs (Lau et al. 2016).

Die Einführung einer Risikoerkennung für gewalttätiges Verhalten wird in der Leitlinie empfohlen und findet sich im 12-Punkte-Programm (siehe Empfehlung 9 in diesem Buch). Sie ermöglicht bei beginnender oder drohender Eskalation, sehr frühzeitig und gut abgestimmt im Team zu intervenieren. Damit sinkt das Risiko, dass Gewalt entsteht oder Zwang angewendet werden muss. Wenn nun auf einer Station nur extrem selten Aggressionsereignisse vorkommen und möglicherweise unruhige oder erregte Patient*innen ohnehin im Fokus der Wahrnehmung des Teams stehen, dann ist der Zusatznutzen einer systematischen fortlaufenden Risikoeinschätzung bei allen Aufnahmen sehr gering und rechtfertigt nicht den dauerhaften Zusatzaufwand.
Eine Entscheidung für eine Implementierung beinhaltet demzufolge eine genaue Prüfung der Vorteile und der Anwendbarkeit des neuen Verfahrens. Im nächsten Schritt sollten mögliche Förderfaktoren auf verschiedenen Ebenen wahrgenommen, gestärkt und stabilisiert werden. Die Fachpersonen setzen die Innovation um, ihr Verhalten und ihre Eigenschaften sind weitere Schlüsselfaktoren im Implementierungsprozess. Berufliche Qualitäten (wie Kompetenzen, Engagement, Werte, Interessen, aktueller Belastungsgrad) und persönliche Eigenschaften (wie Motivation, Innovationsfreude, Selbstwirksamkeit, Intellekt) können förderlich oder hinderlich sein (Voigt-Radloff et al. 2016).
Dass viele Mitarbeitende möglichst aktive Rollen übernehmen, kann vielfältig unterstützt werden. Ein partizipatives Vorgehen in allen Phasen und Entscheidungen der Implementierung erhöht die Identifikation mit den Zielen und den Vorgehensweisen und damit die Motivation. Gut geklärte Verantwortlichkeiten und Rollen sowie gut kommunizierte Strategien geben Mitarbeitenden Sicherheit. Schlüsselpersonen im Implementierungsprozess sind formelle oder informelle Meinungsführerinnen und -führer, vermittelnde oder besonders innovative Personen. Ihnen werden oft Rollen als »Champions« oder »Beauftragte« zugewiesen. Sehr förderlich ist es, wenn diese Schlüsselpersonen aktive Unterstützung und Beratung durch Vorgesetzte oder Coaches erfahren und über ausreichende Ressourcen verfügen (vgl. Logan & Graham 2010; Damschroder et al. 2009; Hoben 2016; Harvey & Kitson 2016).
Netzwerkarbeit, funktionierende Kommunikation und gute Beziehungen zwischen den handelnden Personen stärken das Gefühl einer gemeinsamen Mission und ihrer Realisierbarkeit (Damschroder et al. 2009). Gerade bei komplexen Interventionen in multiprofessionellen Teams muss die soziale Dimension der Prozesse berücksichtigt und deutlich gefördert werden (Eckstein & Burkhardt 2021). Wenn Implementierungsprozesse von ganzen Teams geleistet werden müssen, dann muss auch die teaminterne Zusammenarbeit funktionieren.

Veränderungsfreudige Organisationen und vertrauensvolle Zusammenarbeit ermöglichen ein implementierungsfreudiges Klima (Damschroder et al. 2009; Hoben 2016). Die Fehlerkultur spielt eine große Rolle: Wenn Mitarbeitende wissen, dass Risiken gemeinsam getragen und mit Fehlern konstruktiv und lösungsorientiert umgegangen wird, dann sind sie eher bereit, Verantwortung zu übernehmen oder neue Strategien zu erproben (Sauter 2018).
Das Engagement und der Einsatz der Führungspersonen tragen wesentlich zum Implementierungserfolg bei (Damschroder et al. 2009; Boggatz 2022). Bezüglich der Reduktion von Zwang zeigte u. a. das »Engagement Model«, wie die Klinikleitung gemeinsam mit den Mitarbeitenden ein multimodales Projekt stringent und mit großen Erfolgen realisieren konnte (Blair & Moulton-Adelman 2015; Murphy & Bennington-Davis 2005). Führungspersonen müssen zudem die erforderlichen Ressourcen verfügbar machen: Implementierung geht nicht nebenbei, sondern muss von vielen Personen durchdacht, entschieden, geplant, gesteuert, umgesetzt, begleitet und kontrolliert werden.

Nur wenn die zu implementierende Innovation überzeugt, kann die Implementierung gelingen. Gegebenenfalls darf und muss die Innovation an die lokalen Gegebenheiten angepasst werden. Vielfältige Förderfaktoren können den Prozess unterstützen und sollten aktiv gestärkt werden. Erforderliche Ressourcen müssen verfügbar sein.

Barrieren und Limitationen

Implementierung ist kein Selbstläufer. Mit jeder Implementierung müssen Routinen ausgesetzt werden. Routinen entstehen, weil sich Handlungsabläufe als sinnvoll herausgestellt haben; gute Teamroutinen ermöglichen eine reibungsarme Zusammenarbeit. Das Infragestellen der Routinehandlung kann von den Fachpersonen als Angriff auf ihre Kompetenz erlebt werden. Zugleich gehen vertraute, Sicherheit gebende und zeitsparende Verfahren verloren. Implementierung bindet zudem Zeit und Energie – die womöglich in der Versorgung der Patient*innen fehlen – und nicht gelingende oder wenig überzeugende Implementierungsprozesse können nicht nur das Team frustrieren, sondern auch der Versorgung der Patient*innen schaden (Meyer et al. 2015).
Barrieren sind Hürden, welche Implementierungsprozesse erschweren oder zum Scheitern bringen können. Positive Einstellungen und Verhaltensweisen der Mitarbeitenden aller Ebenen und funktionierende Netzwerke und Kommunikation

sowie förderliche Rahmenbedingungen beflügeln Implementierungen. Entsprechend liegen Implementierungshürden vor, wenn diese Faktoren fehlen oder schwach ausgeprägt sind. Hinzu können unerwartete Probleme oder Prozesse kommen, die viele Ressourcen binden (wie z. B. eine Pandemie oder viel Personalwechsel in kurzer Zeit). Eine umfängliche Barrierenanalyse ist vor diesem Hintergrund essenziell wichtig (Wensing & Grol 2020; Damschroder et al. 2009). Dabei müssen die Hintergründe oder Anlässe der Barrieren verstanden und verändert werden (Muche-Borowski et al. 2015). Eine Barrierenanalyse sollte nicht nur im Vorfeld stattfinden, denn auch während des Implementierungsprozesses können sich neue Barrieren ergeben oder der Umgang mit den Barrieren kann sich als nicht ausreichend effektiv herausstellen (Logan & Graham 2010).

In der Praxis finden sich in den Stationsteams einzelne oder mehrere Mitarbeitende, welche einer angedachten Veränderung ablehnend gegenüberstehen. Wenn die Vorbehalte groß sind oder wenn die Mehrheit des Teams oder vor allem »meinungsführende« Personen (Leitungspersonen oder stark anerkannte Personen im Team) die Umsetzung der Veränderung verweigern, dann wird das Projekt scheitern. Im Rahmen einer Barrierenanalyse könnten diese Mitarbeitenden beispielsweise im vertrauensvollen Gespräch gefragt werden, was die Hintergründe der Ablehnung sind und wie diese beeinflusst werden kann.

Implementierungsfeindliche Einstellungen und Verhaltensweisen von Mitarbeitenden werden gegenüber verantwortlichen Personen nicht immer offen kommuniziert. Das erfordert eine ruhige, verständnisvolle, lösungsorientierte und vor allem wertschätzende Kommunikation und die Botschaft, dass bei Bedarf auch Anpassungen bezüglich der Implementierung gemeinsam ausgehandelt werden können.

Barrieren sind in aller Regel vorhanden und können die Implementierung zum Scheitern bringen. Sie müssen erkannt und analysiert werden, damit anschließend ein wirksames Barrierenmanagement entwickelt werden kann. Kommunikation und Interaktion haben für den fortlaufenden Umgang mit Barrieren zentrale Bedeutung.

Implementierungsprozess

Implementierung erfordert ein geplantes und strukturiertes Vorgehen; das gilt besonders, wenn komplexe Interventionen in multiprofessionellen Teams und im oft unvorhersehbaren Alltag einer Akutstation umgesetzt werden sollen. Wenn die Einflussfaktoren hinsichtlich ihrer Relevanz und Beeinflussbarkeit geprüft sind, kann ein Implementierungsplan entwickelt werden. Hierfür werden Implementierungsziele, Ausgestaltung und Umsetzung der Innovation und Aufgaben aller handelnden Personen konkret beschrieben. Anschließend werden Implementierungsstrategien festgelegt sowie ein realisierbarer Zeitplan samt Meilensteinen abgestimmt und verschriftlicht (Grol 2020).

Planung und erste Schritte

Die Implementierungsplanung umfasst alle Handlungsschritte, von der Barrierenanalyse über die Umsetzung und dessen Monitoring bis zur Evaluation (Logan & Graham 2010; Damschroder et al. 2009). Bereits an dieser Stelle ist der Einbezug der Mitarbeitenden wichtig. Je mehr sie sich in die Planung einbringen können, desto besser kann diese auf die Belange des Teams zugeschnitten werden.

Das partizipative Vorgehen ermöglicht eine Identifikation der Mitarbeitenden mit den Zielen und Strategien.

Klärung der Ziele und mögliche Anpassung der Intervention

Nur wer ein Ziel hat, macht sich auf den Weg. Diejenigen, die Veränderungen im Alltag umsetzen, müssen wissen und wahrnehmen, inwiefern die Intervention bzw. das neue Verfahren zu einer verbesserten Behandlung oder Hilfe für die Patient*innen führt. Eine Einschätzung der aktuellen Handlungspraxis und ein Abgleich mit dem neuen Verfahren verdeutlichen das Innovationspotenzial und die Machbarkeit der Veränderung (Grol & Wensing 2020). Idealerweise werden diejenigen Fachpersonen, die das neue Verfahren später anwenden, in die Analyse und Abwägung der genannten Faktoren einbezogen. Diejenigen, die eine evidenzbasierte Intervention in ihre Handlungspraxis überführen, müssen die Evidenz als vertrauenswürdig ansehen. Allein ein hoher Empfehlungsgrad einer Leitlinie ist nicht zwangsläufig ein Garant für Vertrauen.

Konkrete Ziele der einzuführenden Intervention sollten nicht nur kommuniziert und mit den Fachpersonen abgestimmt, sondern auch verschriftlicht werden. Das ist die Voraussetzung, um am Ende des Projektes die erreichten Veränderungen gut einschätzen zu können. Möglicherweise ist es sinnvoll, dass zunächst übergeordnete Ziele des Teams bezogen auf eine Thematik (beispielsweise den Umgang mit Aggression und Gewalt) herausgearbeitet werden, denn so wird erkennbar, inwiefern die geplante konkrete Intervention zur Zielerreichung beiträgt.

*In einem Team klagen die Pflegefachpersonen, dass sie sich bei der Bewältigung von aggressiven Krisen alleingelassen fühlen, sie benennen Beispiele. Als ein Ziel vereinbart dieses Team, dass Krisen berufsgruppenübergreifend in guter Zusammenarbeit bewältigt werden. Formuliert wird, dass alle Mitarbeitenden den Eindruck schildern, sich in Krisen auf die Kolleg*innen aller Berufsgruppen verlassen zu können. Weitere Ziele (wie z. B. in eskalierenden Situationen gut und schnell zu reagieren) können natürlich hinzukommen. Das Team entscheidet, regelmäßige Teambesprechungen (siehe Empfehlung 3) einzuführen. Nach sechs Monaten werden die Kolleg*innen zum o. g. Ziel befragt.*

Die Bereitschaft, eine neue Intervention einzuführen, hängt auch davon ab, wie kompatibel sie mit den Normen, Werten, Sichtweisen, der Risikobereitschaft und den Bedürfnissen der Anwender*innen ist. Zudem wird die Implementierung erleichtert, wenn die Intervention in die Alltagsroutinen gut integrierbar ist. Aus diesen Gründen sollte geprüft werden, ob die Intervention adaptierbar ist. Evidenzbasierte Interventionen verfügen über Kernkomponenten, die das Wesen und den Kern einer Innovation ausmachen und unveränderlich sind. Darüber hinaus gibt es aber in aller Regel auch veränderliche, anpassbare Aspekte. Je flexibler und umfangreicher die Intervention ohne Qualitätsverluste an die individuellen Bedürfnisse der anwendenden Fachpersonen und der Patient*innen angepasst werden kann, desto mehr Personen werden von der Intervention angesprochen und desto einfacher ist es, diese zu implementieren (Damschroder et al. 2009; Greenhalgh et al. 2005).

Die gemeinsame Analyse der aktuellen Praxis und die Identifikation mit den Zielen, die durch die Implementierung erreicht werden sollen, fördern die Motivation der Mitarbeitenden. Verschriftlichte Ziele können am Ende des Implementierungsprozesses zur Evaluation herangezogen werden. Gegebenenfalls ist es sinnvoll, dass eine einzuführende Intervention an die Belange des Teams angepasst, also verändert wird.

Klärung und Festlegung von Kommunikation und Rollen

Alle Implementierungen erfordern von den anwendenden Fachpersonen neue Verhaltensweisen. Für die Implementierung komplexer Interventionen müssen zudem meist neue Formen der Zusammenarbeit und veränderte Abläufe in den Teams etabliert werden. Eine gute Kommunikation ist erforderlich, damit alle Beteiligten einschätzen können, was wann wie von wem erwartet wird. Auch muss die Kommunikation gewährleisten, dass Vorschläge oder Bedenken aller beteiligten Personen sinnvoll aufgegriffen werden. Die Kommunikation muss über alle Ebenen und mit allen involvierten Personen funktionieren, sie muss Schlüsselpersonen motivieren und einbinden. Über den Austausch mit anderen und die Vernetzung innerhalb der Klinik können die anwendenden Fachpersonen sich gegenseitig bestärken (Damschroder et al. 2009).

Im Rahmen der Planung von Implementierungsprozessen müssen die Anforderungen an die Kommunikation geklärt werden (Damschroder et al. 2009):

Wer ist alles von der Veränderung betroffen? Das geht in der Regel weit über die anwendenden Fachpersonen und ihre jeweiligen Führungspersonen hinaus. Zunächst sind die Patient*innen bzw. die Klientel der Einrichtung betroffen. Auch deren Adhärenz ist erforderlich. Daher sollte erwogen werden, ob und in welcher Form sie im gesamten Implementierungsprozess einbezogen sind. Darüber hinaus können viele weitere Personen beteiligt sein. Je nach Thema sind das die IT-Abteilung, Verwaltungspersonen, externe Organisationen, einweisende oder weiterbehandelnde Ärzt*innen, Angehörige etc.

Was muss wer zu welchem Zeitpunkt wissen? Alle involvierten Personen sollten (1) über die Ziele der Veränderung informiert sein. Sie sollten (2) den Zeitplan kennen, (3) die Strategien der Implementierung, (4) die Rollen und Aufgaben aller verantwortlichen Personen und (5) die konkreten Inhalte des neuen Verfahrens. Alle Personen mit aktiven Rollen brauchen (6) Klarheit, was wann von ihnen erwartet wird. Zudem wollen sie wissen, (7) wem sie mögliche Vorschläge, Ideen, Bedenken oder auftretende Probleme mitteilen können.

Welche Kommunikationskanäle empfehlen sich? In welchen Fällen sind schriftliche und digitale Informationen ausreichend? Wann sollten mit welcher Frequenz Informationsveranstaltungen, Besprechungen, Workshops, Qualitätszirkel oder Ähnliches stattfinden? Braucht es weitere Formate, z. B. Hospitationen, Begehungen etc.? In psychiatrischen Teams gilt es oft (je nach Thema der Implementierung), alle Mitarbeitenden im Dreischichtbetrieb, alle Teilzeitkräfte und alle Berufsgruppen gleichermaßen zu informieren. Dem müssen die Kommunikationskanäle gerecht werden.

Weitere Fragen sind beispielsweise:
- Wer entscheidet wann welchen Teilschritt mit?
- Wann muss wessen Perspektive wie erfasst und einbezogen werden?
- Wie können Prozesse durch Austausch und Netzwerkarbeit unterstützt werden?

Bei der Implementierung übernehmen verschiedene Personen unterschiedliche Aufgaben, damit alle Teilprozesse bedacht, entschieden, gesteuert und umgesetzt werden können. Welche Rollen oder Aufgabenzuweisungen dabei sinnvoll sind, hängt von der Art und Komplexität der Intervention, den Rahmenbedingungen und der Auswahl der Strategien ab. Größere Projekte brauchen eine Projektleitung, die aus einer oder aus mehreren Personen bestehen kann. Beauftragte Personen übernehmen Teilaufgaben, sie können als »Interventions-Champions« innerhalb der Teams die Umsetzung steuern oder als »Change-Agents«, »Beratende« oder »Coaches« innerhalb oder außerhalb des Teams oder der Einrichtung die Prozesse ermöglichen und lenken. Wer Verantwortung für Teilprozesse übernimmt, braucht dafür ausgewiesene zeitliche Ressourcen. Für jede Rolle oder Aufgabe sollte neben der beauftragten Person eine Vertretung benannt sein. Sehr förderlich ist es, wenn alle Personen mit Verantwortung für die Realisierung der neuen Intervention »befähigend begleitet werden« (Harvey & Kitson 2016). Beispielsweise können interne oder externe Coaches als Implementierungsberatende diese Personen durch gemeinsame Problemanalysen oder bei der Identifizierung, Entwicklung und Umsetzung von Lösungsstrategien unterstützen.

Eine gute und fortlaufende Kommunikation zu den Zielen und den Strategien der Implementierung wie auch zu möglichen Schwierigkeiten muss gewährleistet sein, um Transparenz erzeugen. Eine gezielte Steuerung aller Prozesse beinhaltet die Zuweisung von Rollen und Aufgaben und die Klärung von Verantwortlichkeiten. Beauftragte Personen brauchen Zeit und Begleitung. Für jeden Rolleninhaber oder jede Rolleninhaberin sollte eine Vertretung benannt sein.

Zeitplan, Meilensteine und Evaluationskriterien

Schriftliche Implementierungspläne geben den Absprachen Verbindlichkeit und sollten die Einzelaufgaben, die zuständigen Personen, die Zeitpunkte und die Zeitdauer nennen. Gegebenenfalls sind Angaben zu Materialien und Instrumenten oder zu Kommunikationswegen sinnvoll. Eine umfassende und konkrete Planung hilft die erforderlichen Ressourcen und Aufwände realistisch einzuschätzen.

Implementierung ist eine zielgerichtete Veränderung. Eine Veränderung kann im Lauf des Prozesses oder am Ende dadurch erfasst oder gemessen werden, dass die neue Situation mit der Ausgangssituation abgeglichen wird. Da möglicherweise noch Daten oder Informationen bezüglich der Ausgangssituation erfasst und dokumentiert werden müssen, sollten zu Beginn einer Implementierung die jeweiligen Evaluationskriterien geklärt werden.

Mit den einzelnen Aufgaben oder Arbeitspaketen sind in der Regel Teilziele verbunden, die erreicht werden sollen. Wenn solche Teilziele als Meilensteine konkret definiert werden, kann zum vorab bestimmten Zeitpunkt der Erreichungsgrad objektiv überprüft werden. Nur konkret formulierte und realisierbare Ziele bzw. Meilensteine ermöglichen Erfolgserlebnisse. Eine Möglichkeit ist die Anwendung der SMART-Regel (Doran 1981).

SMART steht für:

Specific (genau beschrieben): Ziele so spezifisch und konkret wie möglich formulieren.

Measurable (messbar): Qualitative oder quantitative Messgrößen verwenden.

Attainable (erreichbar) – in deutschen Übersetzungen steht hier oft »attraktiv«: Die Ziele so formulieren, dass man Lust bekommt, sie zu erreichen.

Relevant (wichtig) – in deutschen Übersetzungen steht hier oft »realistisch«: Die Aufgabe muss bedeutsam und machbar erscheinen. Sie darf herausfordernd sein, aber nicht utopisch.

Time bound (terminiert): zeitlich bindend planen.

*Ein Team möchte sich stärker für deeskalative Kompetenz und Deeskalationstrainings engagieren (siehe Empfehlung 4). Eine Zielformulierung wie »alle Mitarbeiter*innen können gut deeskalieren« erfüllt keinen der genannten Punkte.*

*Das Ziel könnte lauten: Nach einem Jahr haben alle neuen Mitarbeitenden im Pflegedienst und ärztlichen Dienst innerhalb von sechs Monaten den dreitägigen Einführungskurs absolviert, und 60 % der Mitarbeiter*innen aller Berufsgruppen haben ein Tageseminar als Refresher besucht. Ein Deeskalationstrainer der Klinik übt einmal monatlich mit den anwesenden Mitarbeiter*innen die wichtigsten Befreiungstechniken (30 Minuten nach der Übergabe).*

*Ein Meilenstein könnte lauten: Nach drei Monaten sind alle Schulungs- und Übungstermine mit den Deeskalationstrainern festgelegt; für alle neuen Mitarbeiter*innen sind Termine zugewiesen. Eine erste teaminterne Kurzschulung zu Befreiungstechniken hat stattgefunden.*

Ein Engagement für die Meilenstein- und Evaluationsplanung lohnt sich, denn implementierende Personen und Teams sowie Leitungspersonen wollen wissen, inwiefern sich die Versorgung verbessert hat und welche der angestrebten Ziele erreicht wurden. Neben motivationsstiftenden Erfolgserlebnissen werden auch mögliche Korrekturbedarfe sichtbar.

Implementierungspläne schaffen Verbindlichkeit und konkretisieren Aufgaben und Arbeitspakete. Formulierte Meilensteine ermöglichen die Verlaufskontrolle. Bevor die Implementierung beginnt, müssen die Evaluationskriterien festgelegt sein und dafür erforderliche Daten oder Informationen erfasst werden.

Strategien der Umsetzung

Die schrittweise Übernahme der Veränderungen in die Alltagsroutinen der Mitarbeiter*innen kann über verschiedene Wege erreicht werden (Powell et al. 2015). Durch unterschiedliche Strategien werden sowohl Barrieren gemanagt als auch – und vor allem – die Mitarbeiter*innen hinsichtlich der Veränderung motiviert, geschult, befähigt, begleitet, unterstützt. Welche Strategie passend ist, hängt von der Intervention bzw. der angestrebten Veränderung, vom Team und dessen Möglichkeiten sowie von der jeweiligen Phase im Implementierungsprozess ab (Kirchner et al. 2020; Breimaier 2016). Mögliche Strategien sind u. a.:

- die klare und fortlaufende Kommunikation des Implementationsplans (s. o.);
- aktiver Einbezug der Patient*innen;
- Schulungen können als externe oder Inhouse-Veranstaltungen oder als Kurzschulung innerhalb von Teams auf Station angeboten werden; sie können eher wissensvermittelnd oder eher interaktiv sein;
- Probeeinführungen und Testphasen in Abteilungen mit Innovationskompetenz oder durch Mitarbeiter*innen mit hoher interventionsspezifischer Expertise;
- die gezielte Unterstützung von positiv eingestellten meinungsführenden Personen bzw. von Mitarbeitenden, die bei der Umsetzung besonders erfolgreich sind;
- besondere Maßnahmen zur Unterstützung und Begleitung in Einarbeitungsphasen, u. a. durch ausreichend Zeit;
- die Möglichkeiten des Austauschs mit anderen betroffenen Kolleg*innen;
- Unterstützung und Beratung durch interne oder externe Expertinnen und Experten vor Ort, online oder per Telefon;
- das regelmäßige Monitoring (s. u.), verbunden mit Feedbacks an die Mitarbeiter*innen und Reflexion aller Prozesse;

- Erinnerungssysteme (z. B. automatisiertes Aufpoppen von Informationsfenstern bei der Dokumentation) und andere technische Unterstützungssysteme;
- Zurverfügungstellen von Daten und Informationen, sodass Mitarbeiter*innen die Prozesse besser einschätzen und Veränderungen oder Erfolge erfassen können;
- Anreizsysteme;
- Hospitationen ermöglichen;
- organisatorische Maßnahmen wie Veränderungen von Abläufen, personelle Veränderungen, Veränderungen von professionellen Rollen;
- gemeinsame Strategieentwicklungen und Problemlösungen z. B. im Rahmen interdisziplinärer Qualitätszirkel.

Welche der genannten Strategien besonders wirksam sind, ist schwer zu bestimmen. Die Wirksamkeit ist sehr situationsabhängig. Eine Kombination mehrerer Strategien scheint wirksamer zu sein als eine Einzelstrategie (Hulscher & Wensing 2020). Interaktive didaktische Strategien (wie z. B. Workshops) geben Mitarbeiter*innen eine aktive Rolle und sind deutlich erfolgsversprechender als passive Strategien wie z. B. das Verteilen von Informationsmaterial oder Vorträge (Breimaier 2016). Befähigend begleitende und beratende Personen bzw. Coaches, welche die Prozesse und die Mitarbeiter*innen mit den Teamdynamiken im Blick behalten, können sehr entscheidend für den Implementierungserfolg sein (Harvey & Kitson 2016).
Immer wieder müssen die Strategien an eine sich ändernde Situation oder die nächste Phase im Implementierungsprozess angepasst werden (Waltz et al. 2015; Breimaier 2016).

Das gemeinsam auszuwählende Set von Implementierungsstrategien muss sowohl zur einzuführenden Intervention wie auch zum Team und zur aktuellen Situation passen. In der Regel ist es sinnvoll, mehrere Strategien zu kombinieren. Im Verlauf können Wechsel oder Anpassungen der Strategien sinnvoll sein.

Monitoring und Evaluation

Klare Monitoring- und Evaluationsstrategien ermöglichen eine systematische Vorgehensweise in Projekten. Wenn die Ziele und Zwischenziele im Projekt klar sind, dann ist die Auswahl des Evaluationsansatzes einfacher (McCormack & Manley 2009).

Über Monitoring und Evaluation können Veränderungen und damit auch Erfolge sichtbar gemacht werden! Je früher und je deutlicher positive Auswirkungen einer Innovation für die Anwendenden erkennbar sind, desto förderlicher sind sie für den Implementierungserfolg (Rogers 2003).

Monitoring und nachsteuernde Anpassungen

Implementierung unterliegt als dynamischer Prozess vielen Einflussfaktoren, die einzelnen Phasen und Schritte verlaufen nicht geordnet und linear. Daher müssen sich Rollen, Aufgaben und Strategien immer wieder anpassen. Ein fortlaufendes oder zu definierten Zeitpunkten stattfindendes Monitoring identifiziert Probleme und bietet die notwendigen Informationen für ein gezieltes Nachsteuern der Prozesse (Logan & Graham 2010).

Das Monitoring fokussiert die Implementierungsprozesse (Damschroder et al. 2009) und umfasst die Dimensionen (Logan & Graham, 2010):

Barrieremanagement: Werden hinderliche Einflussfaktoren erkannt und reduziert oder ausgeschaltet?

Implementierungsstrategien: Wurden sie nach Plan umgesetzt, stellen sie den Transfer der Innovationen bzw. Intervention in die Praxis sicher, haben die anwendenden Praktiker*innen die erforderlichen Fähigkeiten?

Umsetzung: Welche Probleme und Unterstützungsbedarfe werden für die Anwendung der Intervention genannt? Wie sind die Art und der Grad der Umsetzung des neuen Verfahrens?

Für die Einschätzungen und Rückmeldungen kommen alle möglichen Formen infrage: Teambesprechungen und Austausch, Berichte, Messinstrumente und Grafiken, qualitatives Feedback sowie Erfolgsgeschichten (Damschroder et al. 2009; Klein et al. 2016). Wenn zuvor Meilensteine anhand der SMART-Regeln beschrieben wurden, so kann deren Erreichungsgrad sehr genau bestimmt werden (Damschroder et al. 2009).

*Es soll nachgehakt werden, ob regelmäßige Teambesprechungen (siehe Empfehlung 3) stattfinden und nützlich sind. Die Prozessverantwortlichen prüfen fortlaufend, ob Protokolle vorhanden sind und ob in den Protokollen neue Erkenntnisse oder neue Absprachen vermerkt wurden. Halbjährlich werden die Mitarbeiter*innen im Rahmen der Teambesprechung gefragt, inwiefern sie von den Besprechungen profitieren. Außerdem werden Teilzeitkräfte und Nachtdienstmitarbeitende gefragt, was ihnen von den Teamgesprächen berichtet wurde und* *ob sie sich gut informiert fühlen. Das Erreichen möglicher spezifischer Ziele des Teams (s. Beispiel S. 34) wird zusätzlich geprüft.*

Es kann festgestellt werden, dass Ziele oder Teilziele nicht wie angestrebt erreicht wurden. In diesem Fall sollte eine sachliche und vor allem vorwurfsfreie Analyse der Implementierungsprozesse erfolgen. So können Veränderungsbedarfe sichtbar und neue Strategien für die nächsten Implementierungsschritte verabredet werden, ohne die Mitarbeiter*innen zu entmutigen. Möglicherweise müssen Implementierungsziele bescheidener und die nächsten Meilensteine realistischer formuliert werden.
Die prozessverantwortlichen Personen tragen Sorge, dass das Monitoring in der vorab überlegten Form stattfindet und dass die gewonnenen Erkenntnisse auch zu den erforderlichen Anpassungen führen.

Ein engmaschiges Monitoring der Implementierungsprozesse identifiziert Probleme und zeigt Erfolge auf. Es führt zur Anpassung der Strategien und ggf. neuer Beschreibung modifizierter Ziele oder realistischerer Meilensteine.

Prozess- und Ergebnisevaluation

Die Ergebnisevaluation zeigt, was sich verändert hat und inwiefern das neue Verfahren wirksam ist. Die Prozessevaluation analysiert die Strategien und Einflussfaktoren im Implementierungsprozess und deren Effekte. Beides ist erforderlich, damit am Ende des Prozesses gesagt werden kann, ob eine Veränderung (oder das Ausbleiben einer angestrebten Veränderung) auf die Intervention an sich oder auf den Grad der Umsetzung oder auf die Implementierungsprozesse zurückzuführen ist (Klein et al. 2016; Proctor et al. 2011; Pinnock et al. 2017).

Für die Ergebnisevaluation können diejenigen Messkriterien oder Outcomes herangezogen werden, zu denen bereits in der Originalstudie Effekte berichtet wurden. Auch die vorab im Rahmen des Projektes definierten Ziele des Teams sind möglicherweise geeignete Kriterien. Für Vorher-Nachher-Vergleiche müssen im Vorfeld erfasste Daten vorliegen (s. o.). Die Ergebnisevaluation zeigt die Wirksamkeit der neuen Intervention.

Die Prozessevaluation ist komplex. Um den Erfolg der Implementierung zu erfassen, sind die Akzeptanz, die Passung der neuen Intervention in bestehende Strukturen, die Praktikabilität, die Frage der Umsetzungstreue der neuen Praktiken, der Grad der Durchdringung und die Nachhaltigkeit innerhalb der

Organisation zu prüfen (Proctor et al. 2011). Die im Implementierungsprozess involvierten Personen wollen vielleicht noch mehr wissen: ob ihr Barrierenmanagement funktionierte, welche der Implementierungsstrategien besonders förderlich waren oder wie relevant sich bestimmte Einflussfaktoren zeigten.

Auch in der Forschung über Implementierungsprojekte wird für Ergebnisdarstellungen die Trennung zwischen »Ergebnissen aufgrund der Implementierungsstrategie« und »Auswirkungen durch die veränderte Praxis/Evidenz« gefordert (Pinnock et al. 2017; Möhler et al. 2015). Die Implementierungswissenschaft steht vor großen methodischen Herausforderungen, wenn es darum geht, solche Prozesse messbar zu machen und Erfassungsinstrumente zu entwickeln (Hoben & Bär 2016; Chaudoir et al. 2013). Die Vielzahl von dynamischen und interagierenden Einflussfaktoren, von abwechselnd oder kombiniert angewandten Strategien, auch die Unterschiedlichkeit der Konzepte und Begriffe machen die Implementierungsevaluationen schwierig (Proctor et al. 2011; Scott et al. 2019).

In der klinischen Praxis müssen für eine Prozessevaluation daher pragmatische Lösungen gefunden werden:

- In der Ergebnisevaluation werden Veränderungen erfasst; und diese entsprechen den Erwartungen im Vorfeld oder auch nicht. Um nun zu erkennen, ob diese Veränderungen auf die Intervention oder auf die Implementierung zurückzuführen sind, sollten vor allem der Umsetzungs- und Durchdringungsgrad sowie die Anwendungstreue bei den Mitarbeitenden erfragt oder erfasst werden.
- Falls es wichtig ist, Lernerfahrungen aus Implementierungsprozessen zu sichern, ist es sinnvoll, diejenigen Aspekte zu erfassen, die sich im Rahmen des Monitorings als wichtig zeigten. Möglicherweise können dabei anhand der Angaben aus dem vorhergehenden Monitoring Entwicklungen aufgezeigt werden.
- Implementierung endet nicht mit der Evaluation, denn mögliche Veränderungen sollen über die Dauer beibehalten, also verstetigt werden. Die Evaluation der Einflussfaktoren und des Barrierenmanagements geben wertvolle Hinweise, wie die Verstetigung unterstützt werden soll und kann.

Es kommen unterschiedliche Daten und Formen der Datenerfassung in Betracht, beispielsweise Umfragen oder Fokusgruppen bei den Mitarbeiter*innen oder den Implementierungsbeauftragten.

Die Evaluation macht den Erfolg der Implementierung sichtbar. Die Ergebnisevaluation zeigt, was die neue Methode bewirkt. Die Prozessevaluation zeigt, wie erfolgreich die Implementierung war. Beides zu betrachten erlaubt den Erfolg (oder Nichterfolg) der Intervention vom Erfolg (oder Nichterfolg) der Implementierung zu unterscheiden. Die Prozessevaluation ermöglicht zudem Lernprozesse bezüglich Implementierung. Und sie liefert wichtige Informationen für die Unterstützung der Verstetigung der neuen Intervention.

Nachhaltigkeit

Das Ziel muss die dauerhafte Anwendung des neuen Verfahrens sein – auch nach dem Abschluss der für die Implementierung veranschlagten Zeit. Die evidenzbasierte Intervention muss nachhaltig im Routinehandeln und den vorhandenen Strukturen verankert sein, sie muss sich als neue Normalität darstellen (Grol & Wensing 2020).

Nachhaltigkeit zu gewährleisten ist vermutlich das kritischste Moment hinsichtlich der dauerhaften Erfolge von Implementierung (Shelton et al. 2018; Grol 2020). Leider erleben Praktiker*innen vielerorts, dass erreichte Veränderungen nicht über die Zeit aufrechterhalten werden. Auch die Nachhaltigkeit unterliegt vielseitigen Einflussfaktoren und ist oft unvorhersehbar (Shelton et al. 2018; Birken et al. 2020).

Die »Normalization Process Theory« betont die Bedeutung von vier Faktoren für die nachhaltige Implementierung komplexer Interventionen (May et al. 2007):

Interactional workability: Die Intervention bzw. Innovation wirkt sich positiv auf die Kommunikation aus und macht Interaktionen einfacher und effizienter; Schlüsselpersonen teilen gleiche Erwartungen.

Relational integration: Die Innovation passt zu bestehendem Wissen; in den Netzwerken des Gesundheitswesens werden die Kenntnisse über die Innovation als verlässlich und sicher eingeschätzt und eine verbesserte Durchführung (performance) wird erwartet.

Skill-set workability: Die Innovation erlaubt sinnvolle Arbeitsteilung, Arbeitsabläufe und Entscheidungswege, in denen (die geschulten) Akteur*innen Autonomieräume haben.

Contextual integration: Die Implementierungsstrategie würdigt vorhandene Strukturen, Prozeduren und Ressourcen und gestaltet diese.

Bislang kann nicht eindeutig gesagt werden, welche konkreten Strategien Nachhaltigkeit sicher unterstützen (Birken et al. 2020; Lennox et al. 2020). Hohe Bedeutung scheinen die zugewiesenen Ressourcen, die Wahrnehmung der Effektivität der Veränderung, das fortlaufende Monitoring der Prozesse, der Einbezug von Schlüsselpersonen sowie die Integration der Veränderung in die bestehenden Strukturen und in die Trainings- bzw. Bildungsprogramme für die Anwender*innen zu haben (Lennox et al. 2018). Leitungspersonen sollten dem Thema Nachhaltigkeit fortlaufend Aufmerksamkeit widmen und Ressourcen zuweisen. Die erreichte Verbesserung muss auch im Zeitverlauf weiter zu den Zielen der Organisation passen und positive Ergebnisse müssen fortlaufend sichtbar gemacht werden. Zielgruppen und Anwender*innen müssen in diesen Prozess kontinuierlich einbezogen werden (Gruen et al. 2008). In jedem Fall sollte das in der Implementierungsphase etablierte Monitoring weitergeführt werden, um schnell zu erkennen, ob die nachhaltige Umsetzung gefährdet ist (Grol 2020).

Es scheinen also viele Strategien und Prinzipien, die im gesamten Implementierungsprozess wichtig sind, auch hinsichtlich der Nachhaltigkeit bedeutsam zu sein. Weil Nachhaltigkeit von vielfältigen Einflussfaktoren abhängt, dürfte auch für diese Implementierungsphase gelten, dass sie zur jeweiligen Situation, zum jeweiligen Team und zur jeweils implementierten Intervention passen muss.

Erst die nachhaltige Implementierung ist eine erfolgreiche Implementierung. Die Weiterführung des Monitorings zeigt an, wenn die Nachhaltigkeit gefährdet ist. Strategien zur Sicherung der Nachhaltigkeit müssen gemeinsam mit den Anwendenden und situationsspezifisch erarbeitet werden.

Implementierungsempfehlungen der PreVCo-Studie in die Praxis bringen

Die Implementierung der zwölf Handlungsempfehlungen zur Verhinderung von Zwang und Gewalt erfolgte im Rahmen der PreVCo-Studie in operationalisierter Form, unterstützt durch externe Implementierungsberaterinnen und -berater. Gerade bezüglich des Umgangs mit Aggression und Zwang brauchen Mitarbeitende Handlungssicherheit; auch ist ein intern gut abgestimmtes, kohärentes Verhalten der Teams wichtig.

Angestrebt wurde, die Implementierungsprozesse so zu gestalten, dass in den Teams gemeinsame Reflexionen und Veränderungen von Haltungen und Handlungen möglich sind, aber Handlungsunsicherheit und Teamdifferenzen vermieden werden. Kernelement der Implementierungsberatung waren vier Workshops. Diese wurden anhand des Ottawa Model of Research Use (OMRU) konzipiert (Abbildung 1, S. 44). Das OMRU bietet einen umfassenden, interdisziplinären Rahmen und benennt die Elemente, die den Prozess der Umsetzung von Forschungsergebnissen in die Praxis beeinflussen. Es besteht aus drei Phasen und sechs Schlüsselelementen. In der ersten Phase gilt es herauszufinden, welche Faktoren die Implementierung behindern und welche sie unterstützen (Analyse förderlicher und hinderlicher Faktoren). Die drei Schlüsselelemente in dieser Phase sind die zu implementierende Intervention, die Charakteristika der potenziellen Anwender sowie das Umfeld, in dem die Intervention umgesetzt wird. Die zweite Phase – Monitoring des Implementierungsprozesses und Grad der Anwendung – adressiert zwei Dimensionen: die Art und Weise der Umsetzung (hinsichtlich Barrierenmanagement, Implementierungsstrategien und Praxistransfer) sowie die Annahme der Intervention (Art und Grad der Umsetzung durch die Anwendenden). Die dritte Phase fokussiert die Auswertung der Ergebnisse der Intervention und der Implementierung (Rycroft-Malone & Bucknall 2010; Logan & Graham 2010).

Implementierungsberatung

Es fanden vier Workshops mit den Mitarbeiter*innen der Stationen statt – ein Auftaktworkshop, der der Wissensvermittlung der Inhalte der Studie und der Selbsteinschätzung des Teams diente (Baselineerhebung) und drei Implementierungsworkshops. Dazu kamen Kontakte zwischen den Workshops und Beratungen (telefonisch oder als Videokonferenz), wenn die Stationsteams Rückfragen an die Implementierungsberatenden hatten oder neue gemeinsame Absprachen sinnvoll schienen.

Die Implementierungsarbeit soll während des Prozesses multiprofessionell erfolgen. Möglichst viele Stationsmitglieder mit Kontakt zu Patient*innen sollten an wichtigen Treffen in der Implementierungsphase teilnehmen. Wichtige Entscheidungen, u. a. die Auswahl der Empfehlungen, können gemeinsam erfolgen. Die Identifikation mit den Zielen und der Umsetzung der Empfehlungen ist in Teams größer, wenn die Mitarbeiter*innen wahrnehmen, dass

Implementierungsthemen und Implementierungsstrategien zu ihren Bedürfnissen passen und sie diese nicht vorgegeben bekommen.
Die Teilnahme von Leitungspersonen, mindestens aber eine enge Abstimmung und Kommunikation mit diesen, hat eine zentrale Bedeutung für den Implementierungserfolg. Sie entscheiden darüber, welche Ressourcen das Team hat und sie können die Prozesse vielfältig unterstützen. Zudem müssen Leitungspersonen gewährleisten, dass die Implementierungsziele eines Teams mit den Strategiezielen der Klinik übereinstimmen.

Der erste Implementierungsworkshop legte den Fokus auf die Klärung der individuellen Implementierungsziele des Teams und die konkrete Implementierungsplanung. Das Kernelement des ersten Workshops bestand daraus, drei der zwölf Implementierungsempfehlungen auszuwählen und einen konkreten Implementierungsplan zu erarbeiten.

Der Spruch »Wenn Du ein Schiff bauen willst, dann rufe nicht die Menschen zusammen, um Holz zu sammeln, Aufgaben zu verteilen und die Arbeit einzuteilen, sondern wecke in ihnen die Sehnsucht nach dem großen, weiten Meer« von Antoine de Saint-Exupéry verdeutlicht sehr gut, dass man sich begeisterter auf den Weg macht, wenn ein klares, gemeinsames Ziel verfolgt wird.

Zuerst fand ein Austausch darüber statt, mit welchen Themen die Mitarbeiter*innen der Stationsteams aktuell befasst sind und wo Veränderungsbedarf gesehen wird. Dann wurden stationsindividuelle Ziele in Bezug auf Zwang und Gewalt erarbeitet und im Team konsentiert. Die Ziele wurden als »Vision« der Station festgehalten und dienten am Ende des Prozesses dazu, zu prüfen, inwiefern diese dem Team wichtigen Ziele erreicht werden konnten. Förderfaktoren und Barrieren wurden analysiert, dann wurden konkrete Schritte der Implementierung einschließlich der jeweiligen Verantwortlichkeiten und Meilensteine für den Zeitraum von drei Monaten gemeinsam festgelegt.
In einem gemeinsamen Zielbild wurde veranschaulicht, was die Ziele des Teams sind, mit welchen Veränderungsprozessen sie das Ziel erreichen wollen und welche Förderfaktoren oder Barrieren den Prozess unterstützen (Abbildung 2, S. 46). Dieses Zielbild wurde bei jedem Folgeworkshop gemeinsam reflektiert.
Bevor ein konkreter Implementierungsplan aufgestellt wird, sollte genug Zeit zur Verfügung gestellt werden, die Vision des Teams für eine verbesserte Versorgung hinsichtlich des Umgangs mit Aggression und Gewalt zu erarbeiten.

ABBILDUNG 1 Ottawa-Model of Research Use und Konzeptualisierung

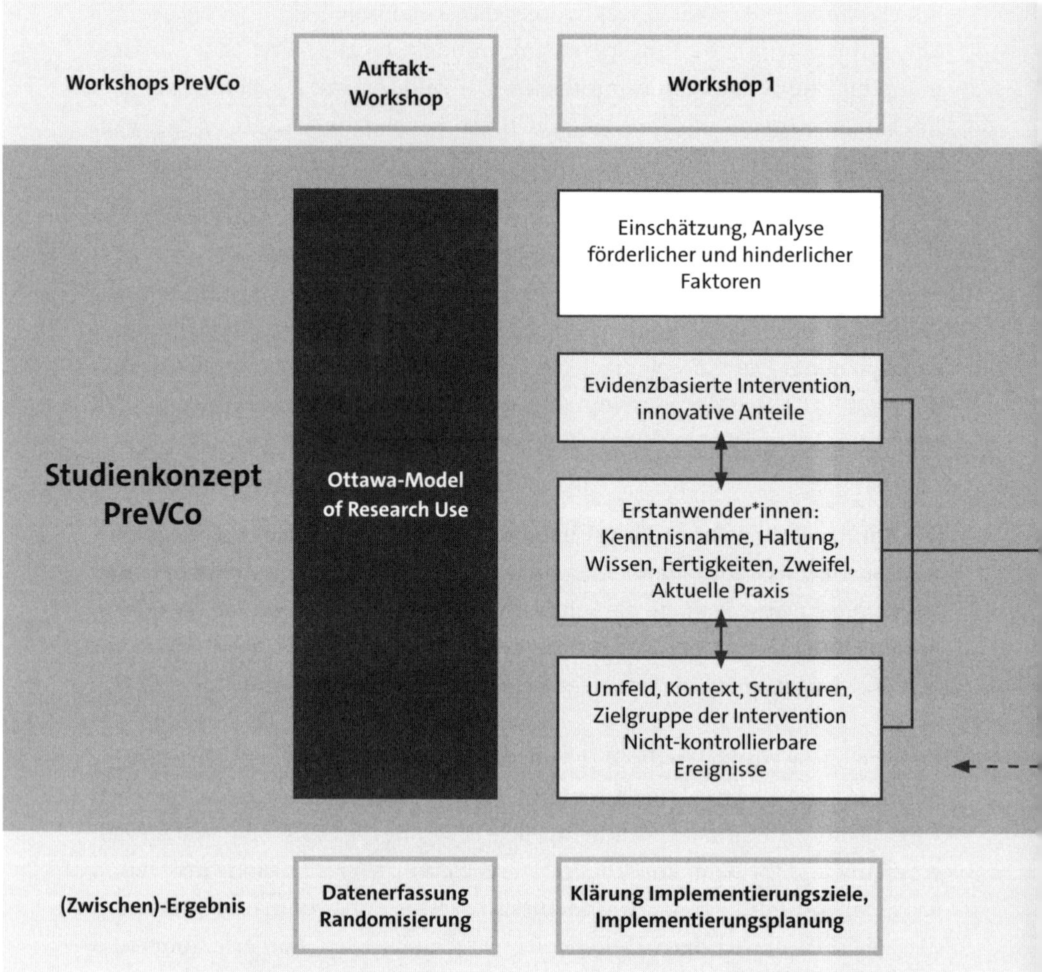

Diese Vision dient während des gesamten Implementierungsprozesses als Motivation und veranschaulicht auch bei Problemen im Implementierungsprozess, wofür sich die Anstrengung lohnt.

Ebenso wichtig ist es, schon zu Beginn auf Barrieren und Förderfaktoren einzugehen, um realistische Ziele formulieren zu können und Frustration vorzubeugen.

der PreVCo-Studie (Eigene Darstellung in Anlehnung an Graham & Logan 2004).

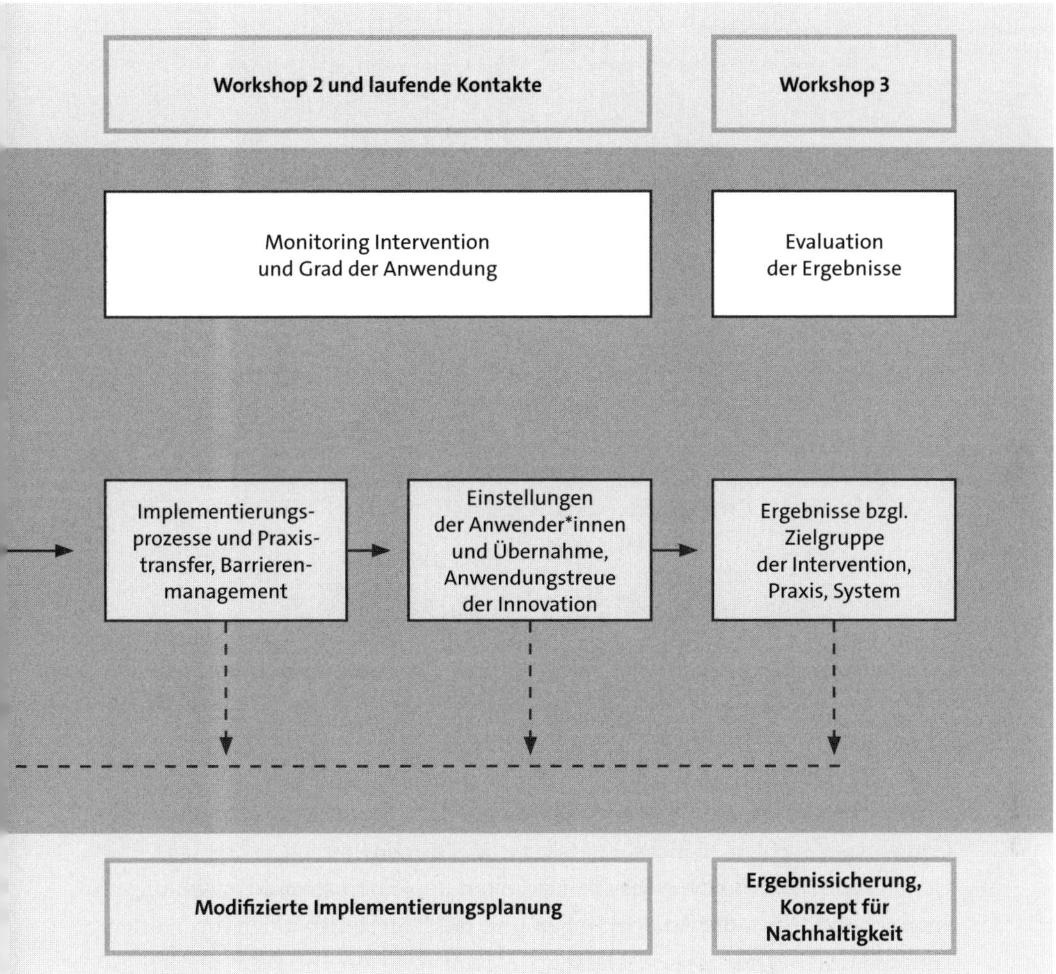

Es schafft Verbindlichkeit, für jeden Teilprozess verantwortliche Personen zu benennen. Dabei sollte bei jeder Zuweisung von Aufgaben oder Rollen immer auch gleich eine Vertretung mitbenannt werden. Im Sinne der Multiprofessionalität sollten die beiden verantwortlichen Personen möglichst verschiedenen Berufsgruppen angehören. Anzustreben ist, dass viele Personen des Teams Teilaufgaben übernehmen.

ABBILDUNG 2 Zielbild einer Station

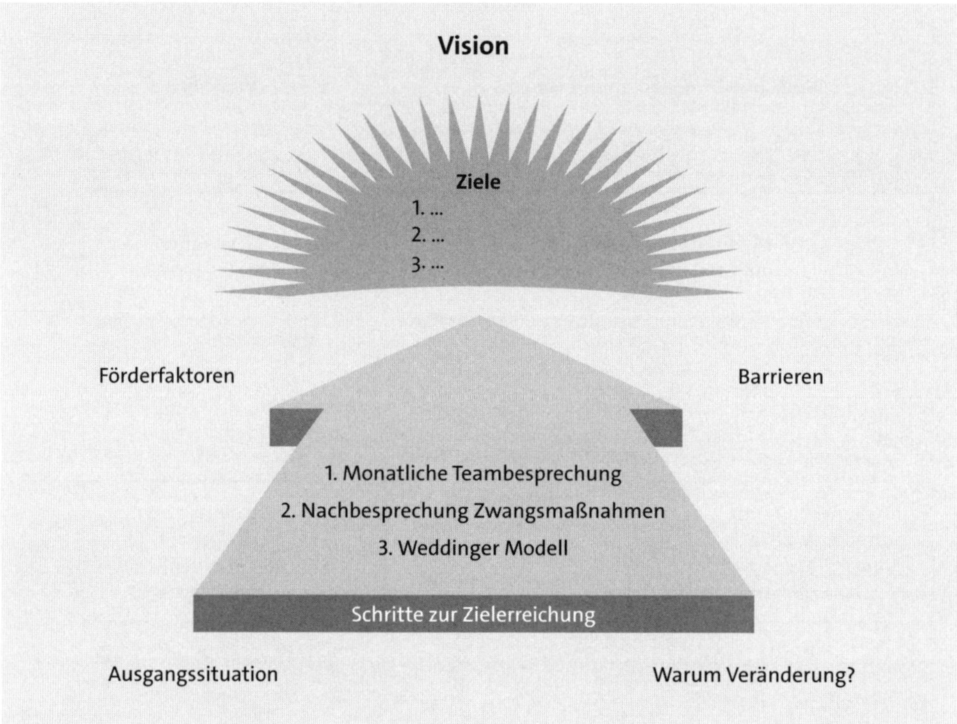

Der zweite Implementierungsworkshop diente dem Monitoring aller Prozesse. Gemeinsam wurden Meilensteinerreichung, Durchdringung, Akzeptanz und Qualität der Durchführung der drei gewählten Implementierungsempfehlungen eingeschätzt. Auch die Auswirkungen und die Beeinflussbarkeit von Förderfaktoren und Barrieren wurden erfragt. Modifizierte oder nächste Handlungsschritte wurden ebenso verabredet wie neue Meilensteine.

Die Visualisierung des Implementierungsprozesses hilft dem Stationsteam einzuschätzen, wo es steht. Erreichtes und Erfolge wie auch erforderliche Korrekturen oder Handlungsbedarfe werden sichtbar. Neben der Erreichung von gesetzten Meilensteinen sind die Qualität der Durchführung, die Durchdringung im Team und vor allem auch die Akzeptanz im Team wichtige Faktoren der Reflexion (»Monitoring der Implementierung – Visualisierungshilfe«).

Während des gesamten Implementierungsprozesses sollte eine vertrauensvolle Atmosphäre geschaffen werden, in der Probleme und Zweifel offen angesprochen werden können. Auftretende Schwierigkeiten oder erst im Verlauf sichtbare Barrieren dürfen nicht das Gefühl des Versagens vermitteln. Vielmehr ermöglichten erst die Wahrnehmung und Benennung der Probleme und der offene Austausch über die Hintergründe das gemeinsame Finden von passgenaueren Strategien. Oft ist diese Anpassung des Implementierungsplanes essenziell für eine erfolgreiche und nachhaltige Implementierung.

Im dritten Implementierungsworkshop wurden erneut die gesetzten Meilensteine hinsichtlich ihrer Umsetzung überprüft. Der gesamte Implementierungsprozess wurde evaluiert, auch um Lernerfahrungen zu sichern. Die gemeinsame Reflexion der im ersten Workshop entwickelten Vision verdeutlichte dem Team die erreichten Veränderungen. Manche Teams wollten nächste Schritte oder noch nicht abgeschlossene Implementierungen vertiefen und haben eine neue Planung erstellt. Mit allen Teams wurde ein Nachhaltigkeitskonzept entwickelt. Wichtig ist am Ende des Prozesses, gemeinsame Anstrengungen zu würdigen und die Erfolge zu feiern!

Nur wenn Veränderungen nachhaltig sind, lohnt sich der Aufwand der Implementierung. Daher sollten Prozesse nicht abgeschlossen werden, ohne zuvor ein Nachhaltigkeitskonzept erarbeitet zu haben. Auch hier sind individuell angepasste Strategien erforderlich. Eine gute Reflexion der Implementierungsprozesse und der förderlichen und hinderlichen Faktoren liefert viele Erkenntnisse, die für die Nachhaltigkeitsstrategie wichtig sind.

Die Erfahrungen im Rahmen der PreVCo-Studie stimmten mit den in der Literatur dargelegten Erkenntnissen gut überein. Eine Besonderheit bei Implementierungen im Rahmen einer Studie ist, dass das Vorgehen bei allen Studienteilnehmenden vergleichbar sein sollte. Zugleich zeigte sich, dass die teilnehmenden Stationsteams sehr unterschiedliche Voraussetzungen, fachliche Handlungsstandards, Selbstverständnisse und Mitarbeiterstrukturen haben. Das unterstreicht die Notwendigkeit eines möglichst situationsangemessen individuellen wie auch partizipativen Vorgehens. Beides konnte in weiten Teilen realisiert werden.

Die Studie sah die Begleitung der Teams durch Implementierungsberatende vor. In den Teams mussten die neuen Interventionen umgesetzt und abgesprochene Handlungsschritte realisiert werden. Die Beratenden konnten die Teams darin entlasten, das Konzeptualisieren und Managen der Implementierungsprozesse zu denken. Die Teams hatten die Veränderungen im lebhaften und oft wenig vorhersehbaren Alltag der akutpsychiatrischen Station zu realisieren. Während der gesamten PreVCo-Studie musste zudem mit unterschiedlichen coronabedingten Restriktionen und den konsekutiven Verwerfungen umgegangen werden. Für manche Teams wäre eine noch intensivere Begleitung vermutlich hilfreich gewesen.

Für eine erfolgreiche Implementierung gilt es, Verantwortlichkeiten und Rollen gut zu benennen. Die Leitung sollte unterstützen und gleichzeitig sollten alle Mitarbeiter*innen in den Prozess miteinbezogen werden, um ein ausschließliches Top-down-Vorgehen zu verhindern. Die Kommunikation zum Vorgehen und zu den Zielen des Stationsteams sollte gefördert werden.
Es ist wichtig, eine gute, genaue Planung inkl. Barrieren- und Förderfaktorenanalyse im Vorfeld vorzunehmen und im Prozess die Implementierung engmaschig zu monitoren und regelmäßig Feedback einzuholen. Aktive Rollen in allen Berufsgruppen zu besetzen und »klein und einfach« und »Schritt für Schritt« vorzugehen, hält den Prozess am Laufen und zeigt schnell Erfolge. Es sollte eine Offenheit dafür bestehen, mit unerwarteten Herausforderungen flexibel umzugehen.

Zur Arbeit mit den zwölf PreVCo-Empfehlungen im Stationsalltag

In den folgenden zwölf Kapiteln werden die zwölf PreVCo-Empfehlungen detailliert vorgestellt und praktische Informationen zur konkreten Implementierung und Verstetigung jeder Einzelempfehlung gegeben. Diese Kapitel tragen die Erfahrungen aus zwei Jahren Implementierungsbegleitung auf deutschlandweit 55 psychiatrischen Stationen zusammen. Unser Anliegen ist es, dieses praktische Wissen allen Interessierten zur Verfügung zu stellen und ihnen handfeste Tools zur Umsetzung der Maßnahmen in die Hand zu geben.

Zur besseren Übersicht sind alle zwölf Kapitel gleich strukturiert. Wir beginnen mit der Empfehlung im Wortlaut und geben im Anschluss eine kurze Erläuterung der Empfehlung. Anschließend wird dargelegt, welche Kriterien nach dem sogenannten PreVCo-Rating (siehe Hinweis zur PreVCo-Arbeitshilfe) erfüllt sein müssen, um von einer vollständigen Umsetzung im Sinne der Leitlinie zu sprechen. Das Rating wurde entwickelt, um die Implementierung messbar zu machen.

Pro Empfehlung können zwischen 0 Punkten (= Empfehlung wird auf der Station gar nicht umgesetzt) bis 9 Punkten (= Empfehlung wird auf der Station so wie in der Leitlinie vorgegeben umgesetzt) vergeben werden.

Nehmen Sie ergänzend zu den folgenden Ausführungen die »PreVCo-Arbeitshilfe« zur Hand. Sie finden Sie auf www.prevco.de sowie bei den Downloadmaterialien zu diesem Buch. Der Zugangscode lautet: PreVCo-Team

Die PreVCo-Arbeitshilfe ermöglicht den Umsetzungsgrad jeder Empfehlung im Stationsteam einzuschätzen. Die für jeweils 0, 3, 6 oder 9 Punkte formulierten Ankerbeispiele zeigen, welche Maßnahmen in der Handlungspraxis Ihres Teams umgesetzt sein müssen, um einen bestimmten Punktwert zuzuweisen.

Wir empfehlen, dass das Stationsteam vor der Entscheidung für die Implementierung einzelner Maßnahmen den Umsetzungsgrad aller zwölf Empfehlungen einschätzt und dokumentiert – das Vorgehen ist in der Arbeitshilfe genau beschrieben. Dieser Schritt wird dazu beitragen, die Implementierungsziele und -maßnahmen konkreter und für das jeweilige Team passender zu benennen. Und Sie

gewinnen eine Option für die Evaluation, denn bei einer erneuten Einschätzung (z. B. nach einem Jahr) können Sie die erreichten Veränderungen erkennen.
Bei den Downloadmaterialen findet sich eine Präsentation, die Sie bei der gemeinsamen Einschätzung nutzen können (»Durchführung PreVCo-Rating-Präsentation«).

Weitere Bestandteile der folgenden Kapitel sind Informationen über die theoretischen Hintergründe der Empfehlung und die möglichen Ziele und den Nutzen der Empfehlung für Ihre Station.
Es folgen umfängliche Informationen zur praktischen Umsetzung einschließlich einer Bewertung des finanziellen, zeitlichen und personellen Aufwands und des Schwierigkeitsgrades (Angaben von 0 = kaum Aufwand bis +++ = erheblicher Aufwand). In Unterkapiteln sind die Voraussetzungen und Einflussfaktoren, die Implementierungsschritte sowie die Informationen zum Monitoring, zur Evaluation und zur Nachhaltigkeit beschrieben.
Außerdem finden Sie viele Stolpersteine, Praxistipps und andere Orientierungshilfen für Ihre individuelle Entscheidung zur Auswahl der Implementierungsthemen und Vorgehensweisen.

Aus unseren Erfahrungen mit PreVCo-Workshops haben wir die Erkenntnis gewonnen, dass nicht jede Empfehlung für jedes Stationsteam gewinnbringend ist und dass diejenigen Teams am erfolgreichsten implementieren, welche die Empfehlungen nach ihren individuellen Bedürfnissen und auf der Basis des PreVCo-Ratings ausgewählt haben. Die Akzeptanz steigt, wenn möglichst viele Stationsmitglieder an den Diskussionen und Entscheidungen beteiligt werden.
Für einen einjährigen Implementierungsprozess hat sich die Auswahl von nicht mehr als zwei bis drei Empfehlungen bewährt.

Wir wünschen viel Freude und Erfolg bei der Implementierung auf Ihren Stationen!

Empfehlung 1: Datenerfassung

Führen Sie eine standardisierte Erfassung von Zwangsmaßnahmen und aggressiven Übergriffen mit Möglichkeit der regelmäßigen Evaluation auf Stationsebene ein.

Dorothea Sauter, Sophie Hirsch, Felix Bühling-Schindowski, Julia Junghanss

Eine genaue Dokumentation von Zwangsmaßnahmen ist rechtlich vorgegeben. Die quantitativen Daten müssen die Art, den Anfang und das Ende und damit die Dauer und mögliche Unterbrechungen erfassen. In gleicher Weise sind umfängliche Daten zu aggressiven Ereignissen eine wichtige Grundlage für Analysen, um Präventionsmaßnahmen entwickeln zu können. Es sollten u. a. Art, Anlass, Schweregrad, Zeitpunkt und die involvierten Personen standardisiert dokumentiert werden. Den Teams sollten diese Daten regelmäßig und übersichtlich zur Verfügung gestellt werden.

Die Empfehlung wird im PreVCo-Rating mit 9 Punkten bewertet, wenn folgende Kriterien erfüllt sind:

- **Sowohl Zwang als auch aggressive Übergriffe werden in operationalisierter Form in der elektronischen Krankenakte regelmäßig und vollständig erfasst,**
- **eine monatliche Auswertung ist ohne großen Aufwand routinemäßig erstellbar,**
- **Operationalisierung und Objektivität der Daten sind gut.**

Hintergrund

Informationen und Daten sind das Fundament jeglicher systematischen Auseinandersetzung mit einem Thema. Informationen schaffen Transparenz. Wenn wir Phänomene oder Probleme klar benennen können, dient dies nicht nur dem sicheren Wissensstand, sondern ermöglicht zudem einen präzisen und konstruktiven Austausch mit anderen. Aus Vergleichen von Daten gewinnen wir Erkenntnisse. Durch Vergleiche mit anderen (Wie viel Zeit verbringen andere am Handy?) können wir Sachverhalte einordnen. Über Vergleiche im Zeitverlauf (Habe ich letzte Woche mehr gewogen als heute?) prüfen und kontrollieren wir Veränderungen, diese können motivieren oder Impulse für Korrekturen geben. Damit Daten verglichen und interpretiert werden können, müssen sie sorgsam, standardisiert und vollständig erfasst werden – denn fehlerhafte Daten führen zu falschen Schlussfolgerungen.

Die Dokumentation von Zwangsmaßnahmen und Aggressionsereignissen kann strafrechtlich und haftungsrechtlich relevant werden. Inhaltlich machen die Psychisch-Kranken-Gesetze der Bundesländer zur Dokumentation von Zwangsmaßnahmen dezidierte Vorgaben: In der Regel müssen die Gründe, die Art der Maßnahmen, die Wirkungsüberwachung, die Dauer und weitere Aspekte dokumentiert werden. Die Daten müssen zudem entsprechend dem Landesrecht in anonymisierter Form an Aufsichtsbehörden gemeldet werden. Die Kliniken verlangen die Dokumentation entsprechend dieser landesrechtlichen Vorgaben in aller Regel für alle Zwangsmaßnahmen (auch bei Nicht-PsychKG-Patientinnen und -Patienten). Die erfassten Daten bezüglich Zwangsmaßnahmen eignen sich gut, um auf Ebene einer Klinik oder einer Station die Häufigkeit von Zwang im Zeitverlauf zu evaluieren (Steinert & Flammer 2019). Wünschenswert wären darüber hinaus bundesweite einheitliche Regelungen zur Datenerfassung und Datenübermittlung, damit über den Vergleich von Regionen und Bundesländern vertiefende Erkenntnis möglich wären (Efkemann et al. 2022).

Die Dokumentationspflicht bezüglich Aggressionsereignissen ist formal nicht geregelt. Mancherorts werden standardisierte Dokumente elektronisch oder auf Papier bei jedem Ereignis, auch bei verbalen Eskalationen, ausgefüllt. Andere Kliniken halten diese Dokumente zwar vor, doch die Nutzung durch Mitarbeitende ist sehr heterogen. Teilweise werden Aggressionsereignisse ausschließlich im Rahmen von Meldesystemen (als besonderes Vorkommnis, als Arbeitsunfall) dokumentiert.

Doch auch Aggressionsereignisse sollten erfasst und statistisch ausgewertet werden. Das ermöglicht, besondere Risikosituationen zu identifizieren (an welchen Orten, zu welchen Zeiten, bei welchen Personen, bei welchen Aktivitäten gibt es häufig Ereignisse?) und Veränderungen über die Zeit zu erfassen (Ketelsen & Walter 2019). Die Prävalenz von Aggressionsereignissen schwankt sehr (Zeh et al. 2009; Nijman et al. 2005). Daten genau zu erfassen ist auch für den Schutz der Mitarbeiter*innen wichtig, denn Mitarbeiter*innen sind durch Aggressionsereignisse mitunter sehr belastet (Richter & Berger 2009), auch durch verbale Aggression (Richter 2014). Ohne eine konsequente Dokumentation von Aggressionsereignissen kann über eine mögliche Dunkelziffer nur spekuliert werden.

Ziele und Nutzen

Die systematische Erfassung von Aggressionsereignissen und Zwangsmaßnahmen auf psychiatrischen Stationen dient folgenden Zielen:
- Durch das Dokumentieren wird ein Ereignis ins Bewusstsein geholt und reflektiert, es erlangt Aufmerksamkeit und Bedeutung. Zusätzlich können sich Beobachtungeffekte einstellen, es wird beispielsweise sorgsamer gearbeitet.
- Eine vollständige Datenerfassung zeigt Auffälligkeiten, Muster und Zusammenhänge auf. Dies erlaubt neben Aussagen zu Häufigkeiten viele weitere Analysen, um Risikosituationen und Präventionsmöglichkeiten zu identifizieren.
- Mit umfänglichen Datensätzen sind Vergleiche (über den Zeitverlauf oder Vergleiche mit anderen Stationen) möglich.
- Vorliegende Daten erlauben Transparenz gegenüber Dritten, z. B. Aufsichtsbehörden.

Wenn Teams eine Reduktion von Zwangsmaßnahmen anstreben, dann sind die entsprechenden Daten das zentrale Mittel, um die Prozesse und Fortschritte und den Zielerreichungsgrad zu erfassen und zu kontrollieren. Durch die Daten bekommen die Teams Rückmeldung über ihre Erfolge oder über die Notwendigkeit, die Strategien neu zu überdenken.
Aggressionsereignisse und Zwangsmaßnahmen sollten im Zusammenhang betrachtet werden. Beide Phänomene sollen durch entsprechende Interventionen reduziert werden. Ein angestrebter Rückgang von Zwangsmaßnahmen sollte nicht mit einer Zunahme aggressiver Übergriffe einhergehen.

Erfahrungen der teilnehmenden Stationen

Die Zwangsmaßnahmen wurden in aller Regel weitgehend umfänglich und entsprechend den Anforderungen der Bundesländer erfasst. Allerdings schien es vielerorts zwischen Stationsteams wie auch in Teams von Mitarbeitenden unterschiedliche Auffassungen zu der Frage zu geben, was als Zwangsmedikation definiert wird.
Die Erfassung von Aggressionsereignissen war sehr heterogen. In etlichen Teams wurden Ereignisse nur dann erfasst, wenn sie zu einer Unfallmeldung führen. Teilweise waren keine Formulare für die Dokumentation von Aggressionsereignissen verfügbar. Doch auch wenn ein Formular eingeführt war, gab es innerhalb der Teams häufig sehr unterschiedliche Einstellungen bezüglich des Ausfüllens des Dokumentes.

Manchen Stationsteams wurden diese Daten quartalsweise oder sogar monatlich zur Verfügung gestellt, häufiger waren die Daten den Mitarbeitenden nicht bekannt. Wenn Daten zurückgemeldet und im Team diskutiert wurden, dann erhöhte dies deutlich die Motivation der Mitarbeiter*innen, alle Ereignisse zu dokumentieren.

Von der Theorie in die Praxis

Die Dokumentationspflichten bezüglich Zwangsmaßnahmen sind gesetzlich geregelt. Krankenhausträger tragen Sorge, dass die Dokumente vorhanden und elektronisch auswertbar sind. Die Dokumentationsanforderungen können in klinikinternen Standards oder Verfahrensanleitungen dezidiert beschrieben werden, außerdem muss die Umsetzung kontrolliert werden (siehe dazu Empfehlung 2). Für die Dokumentationspflicht bezüglich Aggressionsereignissen gibt es keine Vorgaben. Zu empfehlen sind standardisierte Dokumente (elektronisch oder auf Papier), die bei jedem Ereignis, auch bei verbalen Eskalationen, auszufüllen sind. Es liegen vielfältige validierte, verlässliche und pragmatische Instrumente vor (Ketelsen & Walter 2019). Europaweit scheint sich die »Staff Observation Aggression Scale –Revised« (SOAS-R) (Nijman et al. 2005) durchzusetzen (Ketelsen & Walter 2019), sie gilt als geeignetes Instrument (Zeh et al. 2009). Angelehnt an den SOAS-R existiert für den deutschsprachigen Raum das lizenzfrei verfügbare Dokument »Erfassung von Aggressionsereignissen« (EvA ⤓; NAGS et al. 2023), das genauso empfohlen werden kann. Bezüglich der Nutzung der entsprechenden Dokumente und Formulare sind klare Vorgaben oder Absprachen erforderlich, damit die Umsetzung einheitlich und lückenlos erfolgt. Unter anderem muss bei den Mitarbeitenden im Team ein einheitliches Verständnis dazu vorherrschen, unter welchen Umständen eine Medikationsvergabe als Zwangsmedikation gilt oder wann eine (verbale) Attacke als Aggressionsereignis definiert wird.

Zu erwartender Aufwand der Implementierung:

Finanzieller Aufwand	0
Zeitlicher Aufwand	++
Personeller Aufwand	+
Schwierigkeitsgrad	0

Voraussetzungen und Einflussfaktoren

Für die Eingabe von Aggressionsereignissen und Zwangsmaßnahmen sind entsprechende Formulare selbstredend eine Voraussetzung. Wenn diese Formulare auf der Station oder in der Einrichtung nicht vorhanden sind, müssen sie beschafft werden. Papierversionen dieser Dokumente finden kaum mehr Akzeptanz bei Mitarbeitenden und machen Auswertungen zur Fleißarbeit: Mit der IT-Abteilung und dem Controlling sollten auf Klinikebene digitale Lösungen zur Erfassung und Auswertung geschaffen werden.

Eine häufig genannte Barriere ist, dass die Dokumentation von Aggressionsereignissen als unsinniger bürokratischer Zusatzaufwand erlebt wird, der Zeit bindet. Die Mitarbeiter*innen spüren den Nutzen dieser Erfassung nicht. Umso wichtiger und förderlicher ist es, wenn den Stationsteams die kumulierten Daten zu Zwangsmaßnahmen und Aggressionsereignissen auf Stationsebene zugänglich sind. Dann können die Daten gemeinsam interpretiert und diskutiert werden. Und so erschließt sich die Sinnhaftigkeit dieser Dokumentation.

Eine weitere Barriere sind reale oder empfundene Doppeldokumentationen, beispielsweise wenn Informationen über ein aggressives Ereignis im SOAS-R-Bogen *und* als Unfallmeldung *und* als Sonderbericht bzw. kritisches Ereignis *und* im Patientendossier jedes Mal neu eingegeben werden müssen. Hier sind kluge Verknüpfungen der elektronischen Dokumente sehr hilfreich.

Unbedingt zu vermeiden ist, dass wichtige Informationen zu Aggressionsereignissen mit möglicherweise erheblichen Auswirkungen dokumentiert und weitergleitet werden, aber dann keine weiteren Konsequenzen erfolgen und diese Informationen nirgends aufgegriffen werden. Hinsichtlich Übergriffen von Patient*innen auf Mitarbeiter*innen muss ein wirksames Verfahren für die Nachbetreuung der Betroffenen etabliert sein (Richter 2019) – und bei entsprechenden Meldungen muss dieses auch greifen!

Die Empfehlung passt zu psychiatrischen Teams, wenn

- **die Erfassung der Zwangsmaßnahmen bislang lückenhaft ist und/oder wenn Aggressionsereignisse bislang nicht oder nicht vollständig erfasst werden.**
- **es beim Dokumentationsverhalten der Mitarbeiter*innen eine hohe Heterogenität gibt und die Daten damit ungenau werden.**
- **die Daten anschließend über das Controlling zusammengefasst und dem Team rückgemeldet werden können.**

Implementierungsschritte

Wenn Formulare für die Erfassung von Aggressionsereignissen fehlen, müssen diese zunächst angeschafft bzw. in das Krankenhausinformationssystem eingepflegt werden. Die elektronische Version des SOAS-R® ist mit Lizenzpflichten verbunden, die unter https://www.frenzs.org/soas-r/ abgeklärt werden können. Eine Einbettung in andere Dokumente oder die Zusammenfügung mit bestehenden Formularen (z. B. Unfallberichte) sowie alle Absprachen für die elektronische Parametrierung müssen in Zusammenarbeit mit der Klinikleitung erfolgen.

Prozesse wie Parametrierungen der Formulare können dauern. Eine Papierdokumentation des SOAS-R oder EvA-Bogens kann dann für eine Übergangszeit sinnvoll sein, wenn eine Datenauswertung gewährleistet ist.

Alle Dokumente sollten möglichst einheitlich und möglichst konsequent von *allen* Mitarbeitenden des Teams geführt werden. Vor der Einführung sind die Dokumente in Teambesprechungen den Mitarbeitenden vorzustellen und zu erläutern (auch Mitarbeiter*innen im Nachtdienst oder mit geringem Stundenumfang).
Gleichzeitig sollte geprüft werden, ob es bei der Erfassung der Zwangsmaßnahmen etwas zu besprechen gibt. Sind alle Vorgaben für alle Mitarbeiter*innen verständlich und bindend? Ist beispielsweise gut geklärt, in welchen Situationen eine Medikamentenverabreichung als Zwangsmedikation gezählt wird?
Ein Konzept für regelmäßige Auswertungen muss in Zusammenarbeit mit dem Medizincontrolling erstellt werden. In aller Regel erfolgt auch dieser Schritt über die Klinikleitung. Zu klären ist, wer wann welche Daten in welcher Form erhält. Wünschenswert wären monatliche Auswertungen, die jederzeit für die pflegerische und ärztliche Stationsleitung verfügbar sind. Gleichzeitig ist festzulegen, in welcher Form die Daten im Team besprochen werden – siehe hierzu Empfehlung 3.

Die Akzeptanz für diese Dokumentationspflichten ist dann gegeben, wenn die Mitarbeiter*innen den Nutzen spüren. Daher ist hohe Transparenz darüber, auf welchem Weg welche Daten aufbereitet und dem Team zur Verfügung gestellt und diskutiert werden, sehr förderlich.

Ein Datum als Start der verbindlichen Erfassung aller Daten, auch der Aggressionsereignisse, sollte erst benannt werden, wenn alle Vorarbeiten erledigt sind.

Die Indikationen und die Anwendung von Zwangsmaßnahmen sind genau geklärt und geregelt. Über eine formalisierte Dokumentation werden Zwangsmaßnahmen entsprechend der gesetzlichen Vorgaben dokumentiert und ausgewertet. Doch in der klinischen Praxis gibt es vielfältige und subtile Formen des informellen Zwangs. Beispiele sind Drohungen, Manipulationen, Vorenthalten wichtiger Informationen durch Mitarbeiter*innen. Formaler Zwang ist geregelt, informeller Zwang findet oft in einer Grauzone statt; damit ist er nicht regelbar, deutlich weniger beforscht und oft Teil des Stationsklimas (Mayer & Witzmann 2020). Die Gefahr besteht, dass diese subtilen und informellen Formen von Zwang weniger wahrgenommen und weniger reflektiert werden (Sauter & Needham 2023). Die gezielte Auseinandersetzung mit der Analyse von dokumentierten Zwangsmaßnahmen darf ein Team nicht dazu verleiten, informelle und subtile Gewalt weniger zu reflektieren.

Monitoring, Evaluation und Nachhaltigkeit

Welche Meilensteine festgelegt werden können, hängt davon ab, welche Aufgaben ein Team zu erfüllen hat: Muss erst eine Entscheidung über Formulare erfolgen? Oder geht es um die konsequente Umsetzung vorhandener und bekannter Dokumente?
Für das fortlaufende Monitoring sind die Führungspersonen (pflegerische Stationsleitung, Oberärzt*in) verantwortlich. Sie achten darauf, ob die Dokumente unter den Mitarbeitenden einheitlich und vollständig genutzt werden und sprechen Unregelmäßigkeiten an. Die Verfügbarkeit der gesammelten Daten und der Datenauswertungen erleichtert Leitungspersonen und Teammitarbeitenden die Einschätzung, ob alle Daten korrekt und vollständig eingegeben wurden.

Das wirkungsvollste Monitoring ist die regelmäßige, z. B. monatliche Besprechung der Daten im Team. Wenn Erkenntnisse aus den Daten gewonnen werden, wird der Nutzen für alle spürbar. Darüber hinaus steigt die Einsicht der Mitarbeitenden in die Notwendigkeit einer konsequenten und im Team kongruenten Dokumentation.

Die Daten der Station können die angestrebten und gewünschten Prozesse hinsichtlich der Reduktion von Zwangsmaßnahmen und Aggressionsereignissen aufzeigen – und dem Team Erfolgserlebnisse und Stolz vermitteln.

Eine nachhaltige Umsetzung ist kein Problem, wenn das Team den Nutzen der Dokumentation dauerhaft wahrnimmt. Dieser Nutzen sollte dann neu hinterfragt und geprüft werden, wenn eine nachlässigere Umsetzung der Dokumentationsvorgaben wahrgenommen wird. Förderlich für die Nachhaltigkeit ist eine generell hohe Transparenz im Umgang mit dem Thema Aggression und Zwang in der Einrichtung sowie eine enge Zusammenarbeit mit dem Controlling und der Klinikleitung. Es ist motivierend und bestärkend für Teams, wenn z. B. auffällige Zahlen und Daten durch die Klinikleitung wahrgenommen und mit dem Team diskutiert werden.

Zusammenfassung

In aller Regel schätzen es Stationsteams sehr, wenn sie Daten und Informationen anschaulich zur Verfügung gestellt bekommen – und somit eine Rückmeldung zu ihrer Arbeitsleistung erhalten. Das motiviert zu einer guten Erfassung und Dokumentation von Ereignissen. Mit besserer Datenerfassung und Dokumentation geht eine intensivere Fokussierung von Aggressionsereignissen und Zwangsmaßnahmen einher. Dadurch gewonnene Erkenntnisse müssen zu entsprechenden Handlungen führen.

Empfehlung 2: Interne Standards

Führen Sie interne, an die Vorgaben der Leitlinie adaptierte Standards bezüglich der Indikation, Durchführung, Überprüfung, Dokumentation und Nachbesprechung von Zwangsmaßnahmen ein oder überprüfen Sie die gegebenenfalls vorhandenen Standards.

Dorothea Sauter, Sophie Hirsch, Julia Junghanss, Felix Bühling-Schindowski

Ein stations- oder klinikbezogener Standard (alternativ eine interne Verfahrensanleitung oder Handlungsleitlinie) beschreibt konkrete Details zu allen Handlungsschritten bezüglich der Zwangsmaßnahme von der Prävention bis zur Nachbesprechung. In Abgrenzung zu Leitlinien bezieht sich ein klinikinterner Standard auf die spezifische Klientel und Situation der Station oder der Klinik. Bei allen dargelegten Handlungsschritten und Aufgaben muss klar benannt sein, ob diese als Empfehlungen angewendet werden *können* oder als verbindliche Vorgaben angewendet werden *müssen*. Der Standard muss aktuell sowie inhaltlich und rechtlich korrekt sein. Zu gewährleisten ist, dass der Standard den Mitarbeitenden bekannt ist und von diesen verstanden und umgesetzt wird.

Die Empfehlung wird im PreVCo-Rating mit 9 Punkten bewertet, wenn folgende Kriterien erfüllt sind:
Es ist eine interne, für alle Berufsgruppen gültige Handlungsleitlinie vorhanden, die dem Stand der S3-Leitlinie entspricht; sie ist gut verfügbar, zugänglich und findet klinische Berücksichtigung.

Hintergrund

Wer krank und auf Hilfe angewiesen ist, möchte, dass Therapie- und Hilfeangebote eine hohe Qualität haben und die Risiken der Behandlung so gering wie möglich sind. Vielerlei Vorgaben, Richtlinien, Regelungen und Empfehlungen sollen helfen, diese Versorgungsqualität und Versorgungssicherheit auf unterschiedlichen Ebenen zu gewährleisten. Beispielsweise gibt es neben der

S3-Leitlinie (DGPPN 2019b) Empfehlungen für den Umgang mit freiheitsentziehenden Maßnahmen (DFPP 2016) oder die Durchführung von intensiver Betreuung (AFG-PsyP 2019). Doch Vorgaben oder Empfehlungen mit großer Reichweite, die also z.B. bundes- oder landesweit gültig sind, können in der Regel nicht für alle Praxisfragen spezifische Anleitungen bieten.
Betriebsinterne Qualitätsvorgaben und Empfehlungen zeigen auf, wie die fachlichen Anforderungen innerhalb der Klinik umzusetzen sind. Klinikinterne Leitbilder, Standards, Handlungsanleitungen oder Leitlinien beschreiben also die Qualitätsniveaus oder die erwünschten Handlungsschritte und Abläufe für definierte Sachverhalte und Zielgruppen. Die Inhalte können als Weisung, Richtlinie oder als Empfehlung formuliert sein.
Klinikinterne Leitlinien oder Standards zu den Themen Aggressionsmanagement und Zwang können rechtliche Vorgaben und Leitlinienempfehlungen für die spezifische Situation präzisieren und ggf. ergänzen. Sie beschreiben, wie konkrete Situationen angemessen, rechtssicher und würdig zu bewältigen und zu dokumentieren sind. Aussagen werden bezogen auf die spezifische Klientel und die Situation der Station oder der Klinik zu folgenden Aspekten gemacht:

- der Indikation zu Zwangsmaßnahmen bzw. möglichen milderen Mitteln, Alternativen und präventiven Strategien;
- den Entscheidungswegen;
- allen Abläufen der Durchführung und der menschenwürdigen Gestaltung;
- den Kriterien und der Frequenz für die Überprüfung der Maßnahmedauer;
- allen Fragen der Dokumentation und Informationspflichten;
- der Reflexion der Thematik im Einzelfall wie auch unabhängig vom Einzelfall. Hierfür werden Angaben zu teaminternen und zu patientenbezogenen Nachbesprechungen von Zwangsmaßnahmen gemacht;
- zur möglicherweise erforderlichen Nachsorgearbeit bezüglich der Mitarbeiter*innen oder anderen mitbetroffenen Personen (z.B. Mitpatient*innen und Zeug*innen).

Gute Standards oder Handlungsempfehlungen sollten den Zielen und Inhalten der S3-Leitlinie gerecht werden und dazu beitragen, Zwangsmaßnahmen wenn immer möglich zu vermeiden oder zu verkürzen und – falls doch erforderlich – so patientengerecht und schonend wie möglich durchzuführen. Alle Vorgaben in Standards sollten nachvollziehbar begründet sein. Erforderliche Hintergrundinformationen sollten genannt oder zumindest leicht zugänglich sein. Beispielsweise können Hinweise für eine menschenwürdige Durchführung einer Zwangsmaßnahme mit Studien über das Erleben Betroffener begründet werden. Ergänzt werden sollten Informationen zu lokalen Gegebenheiten (z. B. Erreichbarkeit der Gerichte), um rechtssicheres Handeln der Mitarbeiter*innen zu unterstützen.

Der Begriff der »Leitlinien« steht eher für Empfehlungen und das Aufzeigen von Handlungs- und Entscheidungskorridoren, wohingegen »Standards« eher eine verbindliche Vorgabe als zu erfüllende Norm beschreiben. In der Praxis der psychiatrischen Kliniken werden unter den Begriffen Standards oder Leitlinien zum Thema Zwangsmaßnahmen oft sowohl die verpflichtenden Vorgaben als auch weitergehende Empfehlungen aufgezeigt. Wichtig ist, dass diese Dokumente klar formulieren, welche Handlung von welchen Personen in welchen Situationen mit welchem Verbindlichkeitsgrad zu erbringen sind. Als Instrumente der Qualitätssicherung müssen interne Leitlinien oder Standards

- dem aktuellen Stand der Forschung, der guten klinischen Behandlungspraxis und ethischen Werten entsprechen,
- präzise Angaben zu Geltungsbereichen und Verbindlichkeitsgraden beinhalten und
- regelmäßig aktualisiert werden.

Noch wichtiger ist natürlich, dass diese Instrumente verbindlich im Alltag umgesetzt werden. Dafür müssen Sie den Mitarbeitenden bekannt und zugänglich gemacht werden und die Umsetzung muss eingefordert und überprüft werden.

Ziele und Nutzen

Der Umgang mit aggressivem Verhalten und die Durchführung von Zwangsmaßnahmen stellen belastende und herausfordernde Situationen dar. Sie sind mit schwierigen Abwägungsprozessen verbunden. Unklarheiten hinsichtlich rechtlicher und ethischer Normen können Mitarbeitende verunsichern. Mitarbeiter*innen sind oft sehr dankbar, wenn sie für diese komplexen und hochsensiblen Tätigkeiten durch Empfehlungen, Ablaufbeschreibungen oder Anweisungen Handlungssicherheit und Orientierung gewinnen. Diese Qualitätssicherungsinstrumente helfen zudem zu gewährleisten, dass Abläufe, Strategien, Entscheidungen und Prozeduren in der wünschenswerten oder bestmöglichen Weise stattfinden. Damit wird die Personenabhängigkeit oder Beliebigkeit reduziert und innerhalb der Teams die Kohärenz und Einheitlichkeit von Handlungen gefördert. Die Klärung von Entscheidungsprozessen und Verantwortlichkeiten kann Konfliktpotenzial in Team reduzieren. Die

Beschreibung von Normen oder von guter klinischer Praxis erlaubt jedem, sein Verhalten anhand dieser Vorgaben zu reflektieren. Teams oder Vorgesetzte können das Verhalten der Mitarbeiter*innen durch den Standard kritierengeleitet prüfen. Dargelegte Hintergründe verbessern Kenntnisse und Wissen der Mitarbeiter*innen (Gather et al. 2017).

Neben dem Standard an sich können auch die Prozesse der Entwicklung oder der Aktualisierung wie auch des Ausrollens eines Standards sehr gewinnbringend sein. Je mehr Mitarbeiter*innen in die Erstellung eines Standards eingebunden sind, umso intensiver werden die Diskussionen bis zur gemeinsamen Konsentierung sein – und umso praxisnäher sind die Formulierungen am Ende. Psychiatrische Akutstationen sind gut beraten, Mitarbeiter*innen des Teams in die entsprechenden Arbeitsgruppen zu entsenden. Wird ein neuer oder aktualisierter Standard in der Klinik oder der Station ausgerollt, so sollte die Realisierbarkeit und die Realisierungsweise aller genannten Vorgaben oder Empfehlungen mit den Mitarbeitenden dezidiert besprochen werden, auch hier können wichtige Lernprozesse und Teamfindungsprozesse angestoßen werden. Im Rahmen der Einarbeitung neuer Mitarbeiter*innen sind Standards oder Verfahrensanleitungen hilfreich, um Abläufe und Handlungen des Stationsteams transparent zu machen.

Interne Standards werden in der Regel von Arbeitsgruppen erstellt, aber von Leitungspersonen freigegeben. Damit verkünden Leitungspersonen die in der Einrichtung hierarchieübergreifend gültigen Normen, die für alle verpflichtend sind. Am Beispiel des in Amerika entwickelten und hinsichtlich der Reduzierung von Zwang sehr erfolgreichen Engagement-Modells zeigt sich der Einfluss engagierter Führungspersonen sehr deutlich (Murphy & Bennington-Davis 2005). Neben viele anderen Bausteinen verpflichtet sich im Engagement-Modell die Klinikleitung, im Fall einer Fixierung den Patienten schnellstmöglich zu besuchen und sich zu entschuldigen.

Erfahrungen der teilnehmenden Stationen

Die meisten Stationsteams gaben an, dass ein Standard zum Umgang mit Aggression und Zwang vorliege und gut zugänglich sei. Überwiegend wurden diese Standards seitens des Trägers oder der Einrichtungsleitung erstellt. Manchmal wurden nur Teilaspekte (z. B. rechtliche Schritte bei freiheitsentziehenden Maßnahmen) behandelt, aber oft waren Inhalte dezidiert ausgearbeitet und wurden den Leitlinienempfehlungen gerecht. Häufig war das Qualitätsmanagement mit der fortlaufenden Aktualisierung betraut.

Die Bekanntheit dieser Standards bei Mitarbeitenden schien in der Praxis sehr heterogen zu sein. Häufig wurde genannt, dass man »weiß, wo der Standard zu finden wäre, man müsse nur nachgucken«. Nicht überall war gut gewährleistet, dass das eigene Handeln am Standard ausgerichtet wird.

Von der Theorie in die Praxis

Bezüglich der Erstellung eines Standards haben Mitarbeiter*innen aus dem Qualitätsmanagement, des Krankenhausträgers oder auch die Einrichtungsleitung in der Regel Erfahrung. Sie werden diese Prozesse auf ihrer Ebene in die Hand nehmen oder sie können alternativ ein Team bei der Erstellung eines internen Standards beraten. Eine hohe Partizipation derjenigen Mitarbeiter*innen, die später den Standard umsetzen sollen, ist anzustreben. Dies gewährleistet, dass die Formulierungen im Standard zu den Gegebenheiten der Praxis passen. Zudem finden die Inhalte des Standards bei einer partizipativen Erstellung später mehr Akzeptanz.
Mit der Erstellung des Standards ist dessen Bekanntmachung und Umsetzung zu klären.

Zu erwartender Aufwand der Implementierung:

Finanzieller Aufwand	**0 – +**
Zeitlicher Aufwand	**+**
Personeller Aufwand	**0 – +**
Schwierigkeitsgrad	**+**

Voraussetzungen und Einflussfaktoren

Spezifische Voraussetzungen sind nicht gegeben. Ein Standard oder eine interne Handlungsanleitung kann jederzeit auf jeder Ebene erstellt werden. Zu den rechtlichen und fachlichen Vorgaben sollten mindestens einige Personen der multiprofessionellen Arbeitsgruppe gut informiert sein. Alternativ ist externe Expertise hinzuzuziehen. Da verbindliche Absprachen eingefordert werden, muss geklärt werden, ob deren Nichteinhaltung gegebenenfalls sanktioniert werden soll. Daher ist es sinnvoll, die Vertretung der Mitarbeiter*innen miteinzubeziehen.

Grundlegende Barrieren sind hinsichtlich einer Standarderstellung nicht zu erwarten. Bezüglich konkreter Ausformulierungen können kontroverse Diskussionen entstehen, die in aller Regel nach näherer Prüfung von Sachverhalten ausgeräumt werden können.
Vielfältige Schwierigkeiten, vielleicht sogar Widerstände, können sich bei der Umsetzung in die Praxis zeigen.
Förderlich ist neben dem multiprofessionellen und partizipativen Vorgehen die Einbindung von Expert*innen aus Erfahrung (Betroffene) bzw. Genesungsbegleiter*innen.

Die Empfehlung passt zu psychiatrischen Teams, wenn

- **kein Standard oder keine Handlungsanweisung oder interne Leitlinie bezüglich Zwangsmaßnahmen vorhanden ist;**
- **ein vorliegender Standard nicht die relevanten Inhalte abdeckt oder zu abstrakt formuliert ist. Oder wenn die Inhalte des Standards nicht aktuell sind oder einige der beschriebenen Vorgaben nicht auf der eigenen Station anwendbar sind;**
- **die Inhalte eines vorliegenden Standards vielen Mitarbeitenden nicht bekannt sind;**
- **die Inhalte eines vorliegenden Standards (beispielsweise aus personellen Gründen) nicht im Alltag umgesetzt werden.**

Implementierungsschritte

Für die Erstellung eines Standards haben Leitungspersonen zunächst folgende Schritte zu leisten:

- Die genaue Klärung, für welche Adressatengruppen der Standard gelten soll; damit verbunden ist auch der Austausch über die Ziele, die durch den Standard erreicht werden sollen.
- Einberufung einer Arbeitsgruppe mit relevanten Personen in arbeitsfähiger Anzahl. Dabei sein sollten: Mitarbeiter*innen des ärztlichen Dienstes und des Pflegedienstes, zu ethischen, rechtlichen und fachlichen Fragen kundige Personen sowie, wenn möglich, Genesungsbegleitende oder Peers. Die Mitglieder können als ständige Mitglieder oder für einzelnen Prozessschritte benannt werden.
- Festlegung der Moderation (oft haben Personen aus dem Qualitätsmanagement hierin viel Erfahrung).

Die Leitungspersonen realisieren in Zusammenarbeit mit der moderierenden Person und der Arbeitsgruppe folgende Aufgaben:

- Prüfung und Listung aller rechtlichen Vorgaben und Dokumentationspflichten, die nach Bundes- und Landesrecht oder durch den Träger vorgegeben sind. Diese Vorgaben müssen später im Standard abgebildet sein.
- Erstellen eines Zeit- und Arbeitsplans, Arbeitsabsprachen. Dabei auch Klärung, an welcher Stelle weitere Mitarbeiter*innen der Teams oder Dritte eingebunden werden.
- Materialsammlung und Literaturrecherche, einschließlich der Prüfung, an welchen Vorgaben man sich orientieren will (z. B. Standards anderer Einrichtungen).
- Erstellen des Textes. Für alle Handlungsanweisungen oder Empfehlungen muss der Verbindlichkeitsgrad und genaue Geltungsbereich klar formuliert werden.
- Breite Prüfung und Diskussion der Inhalte auf verschiedenen Ebenen (einschließlich Personalrat), dann Freigabe durch Leitungspersonen.
- Klärung der Bekanntgabe der Information an die Mitarbeiter*innen sowie der Implementierung des Standards. Festlegung des Zeitraums der Gültigkeit (zugleich der späteste Zeitpunkt für Aktualisierung).
- Festlegung und Gewährleistung der sich aus dem Standard ergebenden verbindlichen und regelmäßigen Schulungsbedarfe (z. B. Deeskalationstrainings).

Für die Aktualisierung eines Standards gelten ähnliche Schritte, etliche Aufgaben können deutlich gestrafft werden.

Ist der Standard erstellt oder aktualisiert, geht es im nächsten Schritt darum, den Standard allen Mitarbeitenden bekannt zu machen und die Inhalte des Standards im Versorgungsalltag zu realisieren:

- Für die Bekanntgabe der Inhalte gelten die üblichen Kommunikationswege wie Besprechungen der Mitarbeiter*innen oder Fortbildungen oder andere Veranstaltungen, Informationsmails und -materialien.
- Möglicherweise ist es sinnvoll, das Lesen von Informationen oder die Teilnahme an entsprechenden Veranstaltungen verpflichtend einzufordern (wie es z. B. bei Hygienethemen realisiert wird).
- Auf Ebene des Teams sollte überprüft und diskutiert werden, ob die Inhalte des Standards mit der Praxis übereinstimmen – oder ob Elemente verstärkt umgesetzt werden müssen.

Die Einbindung von Mitarbeiter*innen sowohl bei der Erstellung wie auch bei der Umsetzung verbessert die Praxistauglichkeit und die Akzeptanz des Standards. Die Einbindung von Patient*innen oder Genesungsbegleitenden in beide Prozesse unterstützt, dass die angestrebte Patientenorientierung realisiert wird.

Monitoring und Evaluation

Zuletzt muss fortlaufend geprüft werden, ob das Handeln der Mitarbeiter*innen mit den Anforderungen des Standards übereinstimmt. Hierfür können einzelne Personen (Stationsleitung oder mandatierte Personen des Teams oder Mitarbeitende des Qualitätsmanagements) beauftragt werden; auch Audits, Befragungen oder Dokumentenanalysen können eingesetzt werden.
Mögliche Kriterien oder Fragen für die Evaluation sind:

- Ist der Standard jederzeit schriftlich und elektronisch verfügbar?
- Können alle Mitarbeiter*innen die Inhalte des Standards nennen?
- Wird im Rahmen von Behandlungskonferenzen, Fallbesprechungen, Nachbesprechungen von Zwangsmaßnahmen, Team- oder Strategiegesprächen explizit auf den Standard Bezug genommen?
- Beschreiben die Mitarbeiter*innen die Inhalte des Standards als relevant, informativ, hilfreich, präzise und nachvollziehbar?
- Beschreiben die Patient*innen sowie die Genesungsbegleiter*innen die Angaben zur Vermeidung bzw. Prävention, Indikation, Durchführung, Beendigung und Nachbesprechung von Zwangsmaßnahmen als situationsangemessen, menschenwürdig und schadenminimierend?
- Finden sich die Vorgaben hinsichtlich der Dokumentation von Aggressionsereignissen und Zwangsmaßnahmen in den tatsächlich ausgefüllten Dokumenten?
- Ist der Standard kompatibel mit anderen Vorgaben und Anforderungen?

Standards sollten wie Leitlinien und andere Empfehlungen immer wieder aktualisiert werden, damit neue Sachverhalte und neue Erkenntnisse einfließen können. Sinnvoll ist die feste Einbindung ins Qualitätsmanagement der Kliniken; so kann eine Aktualisierung mit anderen Qualitätsmaßnahmen verknüpft werden. Inhalte des Standards können zudem Bestandteil von Audits, Befragungen oder Qualitätsbegehungen sein.
Die Inhalte des Standards müssen immer wieder an Mitarbeitende kommuniziert werden, z. B. im Rahmen von Fortbildungsmaßnahmen und Schulungen oder durch Informationsmails. Auch Deeskalationstrainings sollten inhaltlich mit dem Standard übereinstimmen, im Rahmen der Trainings kann auf den Standard verwiesen werden. Der Standard an sich sollte Bestandteil von Einarbeitungskonzepten für neue Mitarbeiter*innen sein.

Zusammenfassung

Standards können eine gute Orientierungshilfe für Mitarbeiter*innen sein. Die möglichst konkreten Handlungsanweisungen oder Handlungsempfehlungen können Konflikte im Team lindern und zu mehr Kohärenz im Team führen. Das Erstellen eines Standards muss in enger Abstimmung mit Leitungspersonen geschehen; die Leitungspersonen geben den Standard am Ende frei. Die Umsetzung vorhandener Standards ist eine Teamaufgabe und muss fortlaufend thematisiert und kontrolliert werden. Wichtig ist die Zugänglichkeit des Standards (z. B. im Intranet). Hilfreich ist die Verzahnung mit anderen Konzepten wie z. B. Fortbildungen oder Einarbeitungskonzepten für neue Mitarbeiter*innen.

Empfehlung 3: Monatliche Teambesprechung

Führen Sie eine monatliche, von der Abteilungs- oder Stationsleitung geleitete Teambesprechung ein, in der die Daten zu Zwangsmaßnahmen und aggressiven Vorfällen analysiert und die Hintergründe besprochen werden.

Julia Junghanss, Dorothea Sauter, Felix Bühling-Schindowski

Die monatlichen Teambesprechungen sind professionsübergreifend. Es nehmen so viele Mitarbeiter*innen wie möglich daran teil, die mit dem Umgang von Aggression und Zwang zu tun haben. Regelmäßig werden stationsbezogene Daten besprochen und analysiert. Auch weitere Themen oder konkrete Fälle können besprochen werden. Alle Mitarbeiter*innen können dazu Vorschläge machen. Die Besprechung dauert zwischen 30 und 60 Minuten, die moderierende Person achtet auf die Gesprächsstruktur. Am Ende findet eine Ergebnissicherung statt. Zentrale Erkenntnisse oder Vereinbarungen werden verschriftlicht. Es ist gewährleistet, dass nicht anwesende Mitarbeiter*innen von den Ergebnissen in Kenntnis gesetzt werden.

Die Empfehlung wird im PreVCo-Rating mit 9 Punkten bewertet, wenn folgende Kriterien erfüllt sind:
Es gibt festgelegte monatliche Termine, an denen mindestens die Ärztinnen und Ärzte sowie das Pflegepersonal zugegen sind. Hier wird das Thema unter Bezugnahme auf die eigenen Daten besprochen. Es werden Ergebnisse und verbindliche Handlungsaufträge abgeleitet.

Hintergrund

Der Umgang mit Aggression und Zwang ist im stationären psychiatrischen Setting eine Teamaufgabe. Das gilt für Prävention, Intervention, Nachbearbeitung (Postvention) und Reflexion. Krisen mit psychomotorischen

Erregungszuständen bis hin zu eigen- und fremdgefährdenden Handlungen stellen nicht nur einzelne Teammitglieder, sondern auch die Teamzusammenarbeit vor hohe Herausforderungen. Gute Kommunikation ist für gelingende Teamarbeit unerlässlich, zielführende Besprechungsstrukturen sind wertvolle Instrumente (Holzke 2023). Die gemeinsame Analyse von Daten zu Aggression und Zwang (bei welchen Patient*innen und in welchen Situationen?) kann helfen, Risikosituationen zu identifizieren (Huckshorn 2005). Gleiches gilt für die kriteriengeleitete formalisierte Nachbesprechung von Ereignissen (Huckshorn 2006). Über die Zeit ermöglichen fortlaufende Besprechungen von Daten und Ereignissen, Veränderungen wahrzunehmen (Huckshorn 2005).

Ziele und Nutzen

Monatlich stattfindende multiprofessionelle Teamgespräche zum Thema Aggression und Zwang ermöglichen den Teams, ihr gemeinsames Handeln zu reflektieren und zu verbessern. Die einzelnen Teammitglieder können Bestärkung oder neue Perspektiven erfahren (Olofsson 2005). Durch die Regelmäßigkeit wird gewährleistet, dass nicht nur einzelne Akutereignisse, sondern relevante und grundlegende Aspekte zur Sprache kommen können. Wichtig ist die strukturierte Diskussion vorab benannter Themen. Die gemeinsame Analyse und Besprechung von Daten oder wiederkehrenden Sachverhalten erlaubt es, Muster zu erkennen, Hintergründe zu verstehen und dann Konsequenzen oder Erkenntnisse abzuleiten. In Empfehlung 1 (S. 51 – 58) wird die Erfassung von Zwangsmaßnahmen und aggressiven Übergriffen als unverzichtbares Qualitätsmerkmal psychiatrischer Versorgung vorgestellt. Die bloße Erfassung hat jedoch wenig Effekt für die tägliche Praxis, wenn nicht gewährleistet wird, dass die Daten an die Teams zurückkommuniziert, gemeinsam interpretiert und aus den Daten resultierende Konsequenzen zur Verbesserung der Versorgung erarbeitet werden. Im akutpsychiatrischen Alltag sind die zeitlichen Ressourcen für eine gemeinsame Reflexion meist knapp. Untersuchungen bei psychiatrisch arbeitenden Gesundheits- und Krankenpflegenden zu gemeinsamen Reflexionsprozessen beziehen sich zwar nicht explizit auf Teambesprechungen im Kontext von Zwangsmaßnahmen, zeigen aber, dass eine gemeinsame Selbstreflexion einen positiven Effekt auf die Teamzusammenarbeit hat. Ferner werden dadurch Ängste und Stress bei Mitarbeitenden reduziert, die eigenen Kompetenzen der Mitarbeitenden und die Self-Awareness können gestärkt und ein

Perspektivwechsel ermöglicht werden (Wie wirke ich selbst in einer Situation auf andere? Bin ich möglicherweise gerade selbst ängstlich, wütend oder angespannt? Wie wirkt sich das auf meine Kommunikation und mein Gegenüber aus?). Außerdem wird es den Mitarbeitenden erleichtert, in Beziehung mit ihren Patient*innen zu sein (Dawber 2013; Olofsson 2005).

Erfahrungen der teilnehmenden Stationen

Die Empfehlung »Monatliche Teambesprechung« war die von den teilnehmenden Stationsteams am häufigsten gewählte Empfehlung der PreVCo-Studie (41 von 55 Stationsteams wählten diese Empfehlung). Die Organisation und die Implementierung wurden in der Regel als vergleichsweise unkompliziert empfunden. Eine Hürde war die monatliche stationsbezogene Bereitstellung der Daten zu Zwangsmaßnahmen und aggressiven Übergriffen durch das Controlling. Der Raum für die gemeinsame Analyse und Reflexion von Zwangsmaßnahmen wurde meist als positiv und bereichernd erlebt. Kein Team berichtete einen Mangel an Themen oder den Eindruck von unnütz investierter Zeit. Gewinnbringend war neben neuen Erkenntnissen bezüglich der Prävention von Gewalt oder dem Umgang mit Gewaltereignissen auch, dass innerhalb des Teams ein besseres gegenseitiges Verständnis entstand. Die Teambesprechung zeigte sich weiterhin als »implementierungsunterstützend« für andere Prozesse, da auch Erfahrungen oder Schwierigkeiten anderer mit Aggression und Zwang assoziierter Themen zur Sprache kamen.

Von der Theorie in die Praxis

Die Einführung einer monatlichen Teambesprechung ist eine vergleichsweise unaufwendige und kostengünstige Empfehlung, um auf Stationsebene regelmäßig die Anzahl von Zwangsmaßnahmen und aggressiven Übergriffen zu monitoren, über die Hintergründe zu reflektieren, verbindliche Handlungsaufträge zu vereinbaren und Veränderungen hin zum Besseren in Gang zu setzen. Essenziell ist, dass die Besprechung im multiprofessionellen Team stattfindet und möglichst viele Teammitglieder teilnehmen. In Abbildung 3 (S. 72 f.) sind die drei Bausteine der monatlichen Teambesprechung aufgeführt sowie die jeweiligen Ziele dargestellt. Eine Person (z. B. die Stationsleitung) sollte die Teambesprechung leiten und strukturieren. Das Ziel ist aber, dass alle Teammitglieder ihre Perspektiven einbringen und in den Austausch kommen. Die Teambesprechung soll eine Möglichkeit sein, das gegenseitige Verständnis zwischen den Berufsgruppen und für Patient*innen zu erhöhen sowie den Teamzusammenhalt zu stärken.

Zu erwartender Aufwand der Implementierung:

Finanzieller Aufwand	0
Zeitlicher Aufwand	++
Personeller Aufwand	++
Schwierigkeitsgrad	+

Voraussetzungen und Einflussfaktoren

Voraussetzung für die Durchführung der monatlichen Teambesprechung ist, dass die Daten zu Zwangsmaßnahmen (Anzahl und Dauer von Fixierungen und Isolierungen sowie Anzahl von Zwangsmedikationen) und aggressiven Übergriffen monatsgenau auf Stationsebene gesammelt, ausgewertet und zur Verfügung gestellt werden (s. Empfehlung 1). Ferner ist es wesentlich, dass sich eine Person (bewährt hat sich die pflegerische oder ärztliche Stations- oder Abteilungsleitung) für die Leitung der monatlichen Teambesprechung verantwortlich fühlt und diese moderiert; eine weitere Person sollte als Vertretung benannt sein. Es muss ein Termin gefunden werden, der monatlich von allen Berufsgruppen wahrgenommen und der in die Besprechungsstrukturen des Teams eingebettet werden kann.

Der Pflegedienst leistet rund um die Uhr die Krisenprävention, -begleitung und -intervention; doch gerade aufgrund des Schichtdienstes können Pflegende am wenigsten konstant zu definierten Zeiten im Dienst sein. Um nicht eine weitere Hürde hinsichtlich der Pflegepräsenz während dieser Teamsitzungen aufzubauen, sollte verhindert werden, dass ausschließlich Pflegefachpersonen während dieser Teamsitzungen den Stationsdienst oder notwendige 1:1-Betreuungen leisten. Falls hier nicht stationsexterne Kolleg*innen aushelfen können, sollten Mitarbeiter*innen aller Berufsgruppen abstimmen, wer während der Besprechungszeit für die Patient*innen präsent ist.

Der Erfolg der Teambesprechung hängt wesentlich vom interprofessionellen Austausch ab, der in einer Atmosphäre stattfindet, die es allen Teammitgliedern

ABBILDUNG 3 Bausteine und Ziele der monatlichen Teambesprechung

Baustein	Ziel
Vorstellung des aktuellen Teamthemas zu Zwangsmaßnahmen und aggressiven Übergriffen unter Berücksichtigung eigener Daten	Objektivierung der aktuellen Situation bzgl. Zwang und Gewalt, da subjektive Eindrücke – insbesondere zur Anzahl von Ereignissen – häufig davon abweichen. Transparenter Umgang mit der Anzahl der Zwangsmaßnahmen und aggressiven Übergriffen im multiprofessionellen Team. Aufgreifen von Belangen, Fragen und Belastungen der Mitarbeiter*innen.
Reflexion über Hintergründe	Mit zeitlichem Abstand kann das Team in den gemeinsamen Austausch über die Hintergründe der aggressiven Übergriffe kommen. Folgende Fragen können diesen Austausch erleichtern: Was könnten Gründe für die vergleichsweise hohe (oder niedrige) Anzahl an Zwangsmaßnahmen in diesem Monat sein? Was erklärt die Dauer der Zwangsmaßnahmen? Wie stehen die Daten zu Zwangsmaßnahmen in Beziehung zu aggressiven Übergriffen? Gibt es andere Auffälligkeiten hinsichtlich des Auftretens aggressiver Übergriffe? Gibt es konkrete Zwangsmaßnahmen aus dem letzten Monat, die nachbesprochen werden sollten? Was war die auslösende Situation? Was hat die Situation zum Eskalieren gebracht? Hätte es Alternativen gegeben? Was könnte man in einer ähnlichen Situation das nächste Mal besser machen? Wie geht es den beteiligten Personen (den Patient*innen und den Mitarbeiter*innen) heute in Bezug auf den aggressiven Übergriff bzw. die Zwangsmaßnahme?

Ableitung konkreter Handlungsempfehlungen	Identifikation von Fallstricken und Systemfehlern, die zu aggressiven Übergriffen und Zwangsmaßnahmen führen können. Berufsgruppenübergreifend kontinuierliche Verbesserung im Umgang mit angespannten Situationen. Stärkung und Ausbau von präventiven Maßnahmen, um Zwang und Gewalt zu verhindern bzw. zu reduzieren. Absprachen für deren Umsetzung.

erlaubt, ihre Perspektiven einzubringen und Verbesserungsvorschläge zu machen. Ein respektvoller und wertschätzender Umgang miteinander sowie Raum für Reflexion und die Fähigkeit konstruktiver Kritik sind wesentlich.

Tools im engeren Sinne sind nicht erforderlich. Allerdings brauchen Teams ein geklärtes Prozedere, wie sie Handlungsempfehlungen und Absprachen festhalten und darüber mit nicht anwesenden Teammitgliedern später verlässlich kommunizieren. Manche Teams haben Themenlisten oder Themenbücher im Dienstzimmer, um im Alltag wahrgenommene offene Fragen, Probleme oder Anliegen festzuhalten und so als Teamthema zu sichern.

Es kann sehr hilfreich sein, die Daten in aufbereiteter Form (Diagramme etc.) mittels eines Beamers zu projizieren, um sie für alle Teilnehmenden gut sichtbar zu machen und auch Veränderungen über die Zeit zu verdeutlichen.

Mögliche Barrieren können aus zeitlichen und organisatorischen Schwierigkeiten erwachsen. Kreative Lösungen sind nötig, wenn man keine gemeinsamen Termine findet. Möglicherweise muss dafür eine grundlegendere Prüfung erfolgen, welche Besprechungen mit welchen Zielen zu welchen Zeitpunkten Priorität haben sollten. Eine Barriere kann eine fehlende Akzeptanz der Besprechung bei einer Berufsgruppe oder Teilen der Mitarbeitenden sein. Dann sind die Hintergründe zu ermitteln und zu bearbeiten.

Förderlich ist es, wenn

- stationsbezogene Daten zu Zwangsmaßnahmen und aggressiven Übergriffen für das Team verfügbar sind;
- sich alle Teammitglieder für die Prävention von Zwang und Gewalt verantwortlich fühlen und gerne die Zeit für eine Teambesprechung zur Verfügung stellen;
- dieses Teamgespräch sinnvoll in die vorhandenen Besprechungsstrukturen eingebettet und die konsequente Realisierung gewährleistet werden kann.

Die Empfehlung passt zu psychiatrischen Teams, wenn

- **es ein Bedürfnis der Mitarbeitenden ist, teamintern mehr Klarheit und Übereinstimmung hinsichtlich der Einschätzungen und Wahrnehmungen von Aggression und Zwang zu haben. Gleiches gilt für das Bedürfnis nach mehr Austausch und besseren teaminternen Abstimmungen im Umgang mit dem Thema;**
- **der Mut da ist, sich objektiven Tatsachen zu stellen und alle Sachverhalte genau anzugucken und vorwurfsfrei zu diskutieren;**
- **ein Potenzial gesehen wird, dass durch ruhige Analysen Erkenntnisse gewonnen und Präventionsmöglichkeiten identifiziert werden können.**

Implementierungsschritte

Verfügbarkeit von Daten zu Zwangsmaßnahmen und aggressiven Übergriffen: Idealerweise stellt das Controlling Daten zur Verfügung, doch eine Person des Teams muss die Daten für die Teambesprechung vorbereiten und vorstellen.

In der Regel ist die Person, die das Teamgespräch moderiert, verantwortlich dafür, dass die Daten verfügbar sind. Es ist unbedingt empfehlenswert, dass für diese verantwortliche Person eine Vertretung bereitsteht, sodass im Falle von Krankheit oder längerer Abwesenheit die Teambesprechung dennoch stattfinden kann.

Terminfindung: Es sollte ein Termin abgestimmt werden (zeitlicher Rahmen ca. 30 bis 45 Minuten), an dem Vertretende aus allen auf der Station tätigen Berufsgruppen, die Kontakt zu Patient*innen haben, zur Verfügung stehen.

Es können bereits bestehende Termine genutzt werden. Beispielsweise können etablierte Teamtermine einmal im Monat thematisch unter den Schwerpunkt »Prävention von Zwang und Gewalt« gestellt werden. Wichtig ist die Passung in die vorhandenen Gesprächsstrukturen. Hilfreich ist, wenn das Teamgespräch zu Prävention von Zwang und Gewalt eine eigene Betitelung bekommt (z. B. »Aggressionsmanagementteam« oder »PreVCo-Team«), damit innerhalb des Teams klarer zu den unterschiedlichen Teamsitzungen kommuniziert werden kann.

Themensammlung: Ein Baustein besteht aus der Reflexion konkreter Zwangsmaßnahmen und aggressiver Übergriffe. Allen Teammitgliedern sollte es möglich sein, für sie wichtige Themen im Vorfeld der Teambesprechung zu sammeln.

Sinnvoll wäre z. B. die Sammlung von Themenvorschlägen mithilfe eines Aushangs oder eines Ordners im Stationszimmer. Eine Alternative wäre, dass Teammitglieder Themenvorschläge vor oder zu Beginn der Teambesprechung sammeln und diese den Moderator*innen per Mail zukommen lassen.

Moderation: Diese stellt eine ausreichende Strukturierung der Teamsitzung sicher. Häufig wird diese Aufgabe von ärztlichen oder pflegerischen Stations- oder Abteilungsleitungen übernommen. Wichtig ist, dass die Vertretung geklärt ist.

Durchführung der Teambesprechung: Im Fokus steht die Analyse der stationsbezogenen Daten zu Zwangsmaßnahmen und aggressiven Übergriffen. Die in der Abbildung 3 (S. 72 f.) aufgeführten Bestandteile können als Orientierung dienen.

Festhalten von Absprachen: Es hat sich bewährt, am Ende der Teamsitzung explizit die Erkenntnisse zu sammeln sowie mögliche Absprachen zu benennen und beides zu protokollieren. Sollten keine greifbaren Ergebnisse zustande gekommen sein, so wird das Thema mit konkretisierter Fragestellung in der Folgebesprechung vertieft.

Konsequente Realisierung: Das Teamgespräch lebt auch von seiner Konstanz. Es sollte selbst dann stattfinden, wenn wichtige Mitarbeitende verhindert oder krank sind – womöglich dann in zeitlich reduziertem Umfang.

Monitoring, Evaluation und Nachhaltigkeit

Eine Etablierung von Teambesprechungen dürfte in wenigen Wochen realisierbar sein. Mögliche Meilensteine können bezüglich der Klärung von Terminen, Moderatorenrollen, Datengewinnung und Themenfindung sowie der Kommunikation der Ergebnisse an nicht anwesende Personen formuliert werden. Meilensteine im weiteren Verlauf beziehen sich auf die Anzahl bzw. die Regelmäßigkeit der durchgeführten Gespräche und den Nutzen oder Erkenntnisgewinn, den die Mitarbeiter*innen beschreiben.

Wenn die Mitarbeiter*innen nicht in der Lage sind, einen Nutzen dieser Teamgespräche anzugeben, sind die Formate, die Inhalte und der Kommunikationsstil umgehend zu hinterfragen und möglicherweise zu modifizieren.

Alle sechs Monate werden 15 bis 20 Minuten für eine »Manöverkritik« einberaumt – der genaue Termin wird im Vorfeld bekannt gegeben. Die Mitarbeiter*innen werden gefragt, ob sie ihre Anliegen, Fragen und Beiträge gut einbringen können und ob sie erleben, dass sie von den Besprechungen profitieren (persönlich

oder für die Patientenversorgung oder hinsichtlich der Teamzusammenarbeit). Jedes Teammitglied soll diese Fragen beantworten und zudem mögliche Wünsche, Kritiken und Vorschläge bezüglich der Teamsitzungen vorbringen.

Auch der Nachhaltigkeit ist es zuträglich, wenn immer wieder Inhalte und Ziele der Besprechung überprüft werden. Die Bedeutung der Teambesprechung wird für alle spürbarer, wenn gewährleistet wird, dass gemeinsame Erkenntnisse und Absprachen im Arbeitsalltag umgesetzt werden. Weiterhin haben Führungspersonen (Stationsleitung, Oberärzt*in) eine hohe Verantwortung für die Aufrechterhaltung dieser Empfehlung. Sie sollten sich verantwortlich fühlen, Teammitglieder für die Teilnahme an der monatlichen Teambesprechung zu motivieren und im Sinne einer Vorbildfunktion selbst regelmäßig an der Besprechung teilnehmen.

Zusammenfassung

Monatliche Teambesprechungen sind ein sehr gutes Instrument, um Optimierungspotenzial hinsichtlich des (präventiven) Handelns in Krisen zu entdecken und zu realisieren. Mitarbeiter*innen haben ein Forum, um drängende Fragen oder ungelöste Probleme zum Thema zu klären. Teams konkretisieren Absprachen zum Umgang mit Krisensituationen und verbessern die Kommunikation und Zusammenarbeit. Von den inhaltlichen Diskussionen müssen die Anwesenden profitieren, ansonsten sind Themenwahl, Moderation oder das Format zu überprüfen.

Empfehlung 4: Schulungsplan Deeskalations- und Aggressionsmanagement

Führen Sie einen Schulungsplan für alle Beschäftigten mit Patienten- und Patientinnenkontakt in Deeskalation/ Aggressionsmanagement ein und stellen Sie sicher, dass alle Beschäftigten mindestens einmal in zwei Jahren eine entsprechende Schulung erhalten.

Gernot Walter, Dorothea Sauter, Felix Bühling-Schinkowski, Julia Junghanss

Trainings vermitteln zum Thema Deeskalation und Aggressionsmanagement die in der Praxis geforderten Kompetenzen in den Bereichen Wissen, Fertigkeiten und Haltung. Diese Kompetenzen sollen den Teilnehmenden ermöglichen, in künftigen Krisensituationen

- sich selbst zu regulieren;
- ihre Wahrnehmung auf die relevanten Aspekte zu lenken;
- hilfreich verbal und non-verbal zu kommunizieren;
- Notfallabläufe zu verinnerlichen und im Bedarfsfall abzurufen;
- wo notwendig den eigenen Körper einzusetzen, um auszuweichen, sich zu schützen, zu befreien oder notwendigenfalls Kontrolle auszuüben.

Das Trainingscurriculum enthält primär-, sekundär- und tertiärpräventive Inhalte. Übergreifend gibt es eine Reihe von Maßnahmen, die geeignet sind, Vertrauen und Zusammenarbeit zwischen Nutzenden, Angehörigen und Professionellen zu verbessern und damit eine generalpräventive Wirkung bezüglich gewalttätigen Verhaltens zu entfalten (DGPPN 2019 b). Den Teilnehmenden wird vermittelt, dass Prävention von Aggression und Gewalt auf unterschiedlichen Stufen erfolgt und wie diese in der Organisation eingebettet sind bzw. eingebettet werden können (Ridley et al. 2019; Verein Netzwerk Aggressions- und Gewaltprävention 2020).

Trainings sollen verschiedene Methoden sinnvoll kombinieren und dabei an die jeweiligen Inhalte sowie an die Verantwortungsbereiche der Teilnehmer*innen angepasst werden. Die Trainings bauen auf Erfahrungen, Emotionen und Gedanken der Teilnehmenden auf und fördern die persönliche Reflexion und

Entwicklung. Durch den Einbezug von exemplarischen Praxissituationen fördern komplexe Situationstrainings den Praxistransfer.

Die Empfehlung wird im PreVCo-Rating mit 9 Punkten bewertet, wenn folgende Kriterien erfüllt sind:
Es gibt ein Schulungskonzept, das sowohl Deeskalation als auch den sicheren Umgang mit Zwangsmaßnahmen beschreibt, zugrunde liegt eine Trainingsbedarfsanalyse. Es enthält explizit Inhalte zu Prävention, Krisenmanagement und Nachsorge. Das Schulungskonzept vermittelt Inhalte personen- und recoveryorientiert und ist traumasensitiv. Und es gibt einen Plan für die Zusammenarbeit der Beteiligten bei der Durchführung von Zwangsmaßnahmen. Die Trainer*innen haben eine umfängliche Ausbildung absolviert und frischen ihre Erkenntnisse auf. Das Konzept sieht eine Schulungsfrequenz von mindestens einmal innerhalb von zwei Jahren für alle Beschäftigten mit Patientenkontakt vor. Und es beinhaltet, dass neue Mitarbeitende die Schulung innerhalb der ersten drei Monate erhalten. Der Erfüllungsgrad beträgt ≥ 80 %.

Hintergrund

Aggression und Gewalt entstehen im wechselseitigen Spannungsfeld zwischen Beteiligten und unter dem Einfluss der Umgebungsfaktoren und der vorhandenen Ressourcen (Richter 2019 a; Wahl 2012; Walter et al. 2019 a). Diese Faktoren beeinflussen die Entstehung und den Verlauf von Konflikten in eine eskalierende oder deeskalierende Richtung (Walter et al. 2019 a; Walter, Oud & Nau 2023; Walter, Stefan & Moser 2022) Gewaltprävention ist als gemeinsame systemische Aufgabe anzugehen (Paterson et al. 2005). Dies bedeutet, dass einzelne unverbundene Maßnahmen nicht ausreichen.

Schulungen im Umgang mit Aggression und Gewalt sind ein essenzieller Teil dieses systemischen Ansatzes. Zur Gewaltprävention gehören Kompetenzerwerb, Kompetenzvertiefung und Kompetenzen für den Praxistransfer sowie die Möglichkeit der Anwendung (Moser, Walter & Stefan 2022; Nau &Walter 2019; Oud 2006; Stefan, Moser & Walter, 2022; Moser & Walter et al. 2022).

Jede Organisation soll ein umfassendes Konzept entwickeln, in das primäre, sekundäre und tertiäre Präventionsmaßnahmen integriert sind, in denen alle Ebenen und Adressaten berücksichtigt sind (McKenna & Paterson 2006; Ridley &

Leitch 2019). Trainings sollen dabei in das Gesamtkonzept der Einrichtung eingebettet sein (Haltung, Abläufe, Inhalte), um so die volle Wirksamkeit zu entwickeln (Zarola & Leather 2006 a, 2006 b).
Schulungsmaßnahmen beginnen grundsätzlich bei der Gruppe der Mitarbeiter*innen (Verhaltensprävention) und stehen dabei in enger Wechselwirkung zu Maßnahmen, die an Organisationsprozessen ansetzen (Verhältnisprävention).
Schulungsmaßnahmen zur Gewaltprävention in psychiatrischen Einrichtungen wurden seit den 1980er-Jahren zunächst im angloamerikanischen Raum entwickelt und sind seit Ende der 1990er-Jahre im deutschsprachigen Raum zunehmend zum Standard geworden. Die Entwicklung verlief von der bloßen Vermittlung von Methoden des Krisenmanagements (Deeskalation bis körperliche Kontrollübernahme) bis hin zu ganzheitlichen Trainings, die alle Stufen der Gewaltprävention von Vorbeugung über Krisenmanagement bis zur Nachsorge umfassen (Mayer & Walter 2023).
Studien zur Wirksamkeit der Trainings zeigen sehr unterschiedliche Ergebnisse. Es ist nicht sicher, dass durch Deeskalationstrainings die Anzahl aggressiver Vorfälle reduziert werden kann. Doch sie wirken sich positiv auf das Wissen und das Selbstvertrauen der Teilnehmer*innen aus (Richter & Needham 2007).
In der Leitlinie wird für die Durchführung von Deeskalationstrainings eine starke Empfehlung ausgesprochen; dabei hatte ein hoher Expertenkonsens zur Höherstufung geführt (DGPPN 2019 b).

Ziele und Nutzen

Aggression und Gewalt sowie der Umgang mit Zwangsmaßnahmen stellen sowohl für Mitarbeiter*innen in der Psychiatrie als auch für Patient*innen und Angehörige eine hohe Belastung dar. Darauf vorbereitet zu sein, sollte für Mitarbeiter*innen eine Selbstverständlichkeit darstellen. Arbeitgeber sind nach dem Arbeitsschutzgesetz verpflichtet, Mitarbeiter*innen auf den Umgang mit bekannten Risiken vorzubereiten.
Schulungen erhöhen Zuversicht und Handlungskompetenz im Umgang mit Aggression und Gewalt und sorgen für einen reflektierten Umgang mit Zwangsmaßnahmen. Sie führen zu einem gemeinsamen Verständnis von Aggression und Gewalt und erleichtern ein koordiniertes Vorgehen in aggressiven Krisen.

Die Vermittlung eines abgestuften Handlungsrepertoires und eines Rahmenmodells zur Orientierung in solchen Krisen trägt zu einem personenbezogenen, situationsspezifischen Umgang bei.
Mitarbeiter*innen, die sich sicher fühlen, können auch in Krisen in Beziehung treten und bleiben handlungsfähig. Eine gemeinsame Grundhaltung, welche das Team in Krisen ausstrahlt, kann eine erhebliche gewaltpräventive bzw. deeskalierende Wirkung haben.

Erfahrungen der teilnehmenden Stationen

Sehr viele Kliniken hatten ein systematisches Deeskalationstraining etabliert und eigene Mitarbeiter*innen als Trainer*innen ausgebildet. Vielerorts waren diese Trainings für Pflegedienstmitarbeitende als Pflichtveranstaltung ausgewiesen, in der Regel war die Inanspruchnahme gut. Die Teilnahme anderer Berufsgruppen war selten verbindlich geregelt und oft nur wenig realisiert. Häufig (auch im Kontext der Coronapandemie) wurden zu wenig Termine angeboten, sodass für Mitarbeiter*innen längere Wartezeiten entstanden. Die Qualität der Trainings wurde berufsgruppenübergeifend oft als gut beschrieben. Allerdings waren sowohl die Trainingskonzepte und Ausbildungen der Trainer*innen als auch die Inhalte sehr heterogen. Teilweise fanden zusätzlich zu den umfänglichen Deeskalationsseminaren engmaschige Schulungen von Abläufen bei Zwangsmaßnahmen oder Schulungen von Sicherheits- und Befreiungstechniken statt.
Die Erfahrungen mit berufsgruppenübergreifenden verpflichtenden Trainings waren sehr gut, da ein gemeinsames Vorgehen in aggressiven Krisen und mit Zwangsmaßnahmen etabliert wurde.
Rückmeldungen legen nahe, dass mehr als 50 % der Mitarbeiter*innen geschult sein sollten, um einen konstanten Effekt im Umgang mit aggressiven Krisen zu erreichen. Der Anteil der geschulten ärztlichen Mitarbeiter*innen hatte eine große Auswirkung auf das Vorgehen im Team, insbesondere wenn Zwangsmaßnahmen drohten oder umgesetzt werden sollten.
Positive Auswirkungen auf das Verhalten und die Handlungssicherheit der einzelnen Mitarbeiter*innen, gerade im Hinblick auf gewaltpräventives, deeskalierendes Verhalten, wurden schon unmittelbar nach Schulungen berichtet.

Von der Theorie in die Praxis

Deeskalationstrainings müssen von geschulten Trainer*innen angeboten werden. Diese Train-the-Trainer-Schulungen umfassen zwischen 100 und 400 Stunden und dauern zwischen mehreren Wochen bis zu einem Jahr. Die Palette der Anbieter ist breit. Informationen zu Qualitätskriterien und Anbietern sind erhältlich über die Unfallversicherungsträger und die Trainerverbände »Netzwerk Aggressionsmanagement im Gesundheits- und Sozialwesen« (NAGS Österreich, NAGS Schweiz) und »Netzwerk für Aggressions- und Gewaltprävention, Sicherheitsmanagement Deutschland e. V.« (NAGS Deutschland).
Wenn in der Klinik keine oder nicht ausreichend Trainer*innen geschult sind, können auch externe Personen oder Organisationen das Training anbieten.
Die Qualifizierung von eigenen Trainer*innen oder Multiplikatoren umfasst zunächst erhebliche Kosten in Form von Schulungsgebühren und aufgrund der Freistellung von Mitarbeitenden.
Im Stationsalltag müssen weitere Möglichkeiten geschaffen werden, um die Deeskalationskompetenz und die Handlungssicherheit der Mitarbeiter*innen zu erhöhen. Hierzu eignen sich Kurzschulungen, Auffrischungstrainings, Fallbesprechungen und Beratungen durch Trainer*innen.

Zu erwartender Aufwand der Implementierung:

Finanzieller Aufwand	+++
Zeitlicher Aufwand	+++
Personeller Aufwand	+++
Schwierigkeitsgrad	++

Die Nutzung externer Trainer*innen erzeugt regelmäßige Kosten. Der initiale finanzielle Aufwand ist bei der Ausbildung von Trainer*innen erheblich, amortisiert sich allerdings mit zunehmender Unabhängigkeit von externen Anbietern.
Auch interne Trainer*innen müssen sich regelmäßig weiterbilden. Die Anzahl der Trainer*innen muss nach Abgängen gegebenenfalls wieder aufgefüllt werden. Um die Kontinuität sicherzustellen, ist daher auf eine Mindestzahl an Trainer*innen zu achten.
Der zeitliche Aufwand ist bis zum Erreichen einer Trainingsquote über 80 % sehr groß. Auch wenn die Mehrheit der Mitarbeiter*innen die Basisschulungen absolviert hat, muss für neue Mitarbeiter*innen, für Auffrischungsseminare und eventuelle Kurzschulungen oder Teamberatungen Zeit eingeplant werden. Soll

ein kontinuierlicher Bezug der Trainings zu den Notfallabläufen in der Einrichtung sichergestellt sein, bedarf es des regelmäßigen Austauschs der Trainer*innen mit der Führung.
Der personelle Aufwand ist hoch, vor allem bis ein Großteil der Mitarbeitenden die Basisschulung absolviert hat. Doch bei ausreichender Personalausstattung, Nutzung eines anerkannten Schulungskonzeptes, ausreichend Trainer*innen und Unterstützung durch die Führung ist die Umsetzung fast schon ein Selbstläufer, da die Mehrheit der Mitarbeiter*innen in der Regel diese Schulungen sehr schätzt.

Voraussetzungen und Einflussfaktoren

Die Etablierung oder Vertiefung von Deeskalationstraining liegt in der Verantwortung von Führungspersonen. Das Stationsteam kann sich wirksam in die Trainingsbedarfsanalyse und in die Organisation der Trainings einbringen sowie die Mitarbeiter*innen (aller Berufsgruppen) zur Inanspruchnahme motivieren. Vor allem aber ist das Stationsteam gefordert, den Praxistransfer der geübten und gelernten Konzepte und Kompetenzen zu realisieren.

Voraussetzung ist zunächst die Verfügbarkeit von ausreichenden und gut geschulten internen oder externen Trainer*innen. Die Anzahl der zur Verfügung stehenden Trainer*innen in Relation zur Einrichtungsgröße bestimmt den Zeitraum, den es benötigt, eine wirkungsvolle Trainingsquote zu erreichen. Übersteigt dieser Zeitraum die Dauer von zwei Jahren, ist der Praxistransfer gefährdet, da die ersten Schulungen zu lange her sind.

Für die Durchführung von Schulungen muss in der Regel die entsprechende Ausstattung beschafft oder ergänzt werden (Moderationshilfen, Laptop, Beamer, Videokamera, Matten etc.).
Die Schulungstermine müssen geplant und personell realisiert werden können. Hier sind bereichsübergreifende Schulungen oder gar einrichtungsübergreifende Schulungen mit dem gleichen Trainingskonzept hilfreich, um die Freistellungen in jedem Bereich gering zu halten und dennoch ausreichend große Trainingsgruppen zu haben.

Eine Barriere bzw. Herausforderung stellt der hohe zeitliche, personelle, organisatorische und wirtschaftliche Aufwand dar, um die Schulungsangebote in ausreichendem Umfang zu realisieren. Eine hohe Fluktuation und hohe Teilzeitquoten im Team erhöhen die Anforderungen.

Mehrere Stationsteams berichteten, dass sie keinerlei Überblick mehr darüber hatten, wer zu welchem Zeitpunkt sein letztes Deeskalationstraining hatte. Es hat sich bewährt, wenn berufsgruppenübergreifend für alle Mitarbeitenden erfasst wird, wann das letzte Training durchgeführt wurde. Das kann die Personalabteilung übernehmen.

Sehr förderlich ist die Ausweisung der Trainings als Pflichtveranstaltung für alle Berufsgruppen mit Kontakt zu Patient*innen, verbunden mit dem Controlling der Umsetzung. Es müssen personelle Ressourcen für die Trainings geschaffen werden, dabei sind professionsübergreifende Angebote wünschenswert.

Der Transfer in den Alltag kann durch vielerlei Maßnahmen unterstützt werden, wie z. B. teambezogene Kurzschulungen oder von Trainer*innen angebotene teaminterne Reflexionen nach Aggressionsereignissen. Wichtig ist das Zusammenspiel der Führungspersonen mit den Trainer*innen sowie der innerbetrieblichen Fortbildung, um die o. g. Einbettung in das Gesamtkonzept der Klinik zu gewährleisten.

Diese Empfehlung sollte von jedem Team berücksichtigt werden.
Schulungen im Umgang mit Aggression und Gewalt sind Basisschulungen für *alle* Mitarbeiter*innen mit Kontakt zu Patient*innen in der Psychiatrie. Sie sind sinnvollerweise auf der Ebene der Organisation bzw. der Abteilung zu planen und zu organisieren.

Implementierungsschritte

Startpunkt ist immer die entschlossene Entscheidung der Leitung, Schulungen in Deeskalation bzw. Aggressionsmanagement für alle Beschäftigten mit Kontakt zu Patient*innen anzubieten, durchzuführen und dafür ausreichend Ressourcen zu investieren. Die Deeskalationstrainings sollen dann als fortlaufendes Angebot aufrechterhalten werden; eine Ausweitung der Angebote ist nötig bei hoher Mitarbeitendenfluktuation oder wenn die Teams den entsprechenden Bedarf formulieren.

Idealerweise erfolgt zunächst eine Analyse, um die vorhandenen Risiken (u. a. Risikobereiche, Risikosituationen, Risikoklientel), bestehende Herausforderungen bzw. Aufgaben (z. B. Pflichtversorgung) sowie die zur Verfügung stehenden Ressourcen zu erfassen. Zu Letztgenannten zählen finanzielle Möglichkeiten (auch perspektivisch über mehrere Jahre), räumlich-materielle Ressourcen (Schulungsräume, Schulungsmaterial, etc.), personelle und Zeitressourcen, vorhandene Kompetenzen der Mitarbeiter*innen und geeignete Mitarbeiter*innen als Multiplikatoren. Für eine solche Trainingsbedarfsanalyse (TBA) stehen zahlreiche Instrumente und Hilfsmittel zur Verfügung. Beispielsweise können Gefährdungsanalysen, Methoden und Strukturen zur Personalentwicklung, die Erfassung von Zwangsmaßnahmen und Aggressionsereignissen (vgl. Empfehlung 1 oder Fragebögen und Checklisten der Unfallversicherungsträger) kombiniert werden.

Im Rahmen der Trainingsbedarfsanalyse sollte auch die subjektive Deeskalationskompetenz und die Handlungssicherheit der Mitarbeiter*innen in Krisen erfragt werden.

Die Leitungspersonen entscheiden in Zusammenarbeit mit den Teams, welche Mitarbeitendengruppen welches Training (Art & Umfang) erhalten und ob dazu eigene Multiplikator*innen ausgebildet werden oder das Training durch externe Trainer*innen durchgeführt wird. Hier ist auch eine Kombination möglich. So könnten bis zum Abschluss der Qualifikation der Multiplikator*innen zunächst externe Trainer*innen die Schulungen übernehmen, damit man rasch zu einer wirksamen Schulungsquote kommt. Dabei muss allerdings darauf geachtet werden, dass die Schulungen identisch oder zumindest kompatibel sind.
Als Nächstes erfolgt die Auswahl eines Anbieters (für Basisschulung oder Multiplikatorenausbildung, je nach Entscheidung). Die Entscheidung sollte dabei nicht nur nach wirtschaftlichen Gesichtspunkten getroffen werden, wobei kurzfristige und langfristige Kosten abgeglichen werden. Es empfiehlt sich, einen Mitarbeitenden mit der Recherche der Trainingsanbieter zu beauftragen, der inhaltlich mit den Anforderungen der Trainingsbedarfsanalyse (TBA) vertraut ist und auch die Eignung der schulenden Personen bzgl. des Fachbereichs beurteilen kann.
Werden klinik- oder teameigene Multiplikator*innen geschult, müssen nun geeignete Personen für diese Rolle gefunden werden, die dann einen klaren Auftrag erhalten.

Wenn die Auswahl der Mitarbeiter*innen für die Trainerqualifikation und die Abklärung der künftigen Aufgaben nicht ausreichend erfolgt, kann das leicht zur Überforderung der künftigen Trainer*innen führen, manchmal schon in der Ausbildung, vor allem aber danach, wenn es um die Umsetzung und Rollenübernahme

geht. Daher empfiehlt es sich, gegenseitige Erwartungen im Vorfeld klar zu benennen bzw. zu klären, damit eine solche Investition nicht ins Leere läuft.

Das Curriculum für die Schulungen sollte mit den Führungskräften der betroffenen Abteilungen abgestimmt werden und muss mit den Haltungen, Abläufen und Standards in der Abteilung kompatibel sein bzw. diese aufgreifen. Das Curriculum muss primär-, sekundär- und tertiärpräventive Inhalte umfassen und sowohl theoretischen Input als auch praktische Übungen und reflektierende Fallbesprechungen beinhalten.
Die Schulungen sollten auch Bezug nehmen auf in der Einrichtung vorhandene Organisationsabläufe und Konzepte zu Notfallsituationen, Gewaltprävention, Umgang mit Zwang und Milieugestaltung.

Körperinterventionen sind als kommunikationsgestützte Körperinterventionen zu verstehen. Das verpflichtet die Mitarbeiter*innen, bei der Anwendung von Körperinterventionen auf alle Kommunikationskanäle zu schauen und diese zu nutzen, um den Patient*innen z. B. durch ruhiges, bedachtes und kontrolliertes Auftreten Zuversicht und Sicherheit zu vermitteln.

Vor oder spätestens mit dem Beginn der Basisschulungen sollte ein Schulungsplan erstellt werden. Dieser Plan beinhaltet, wer zu schulen ist und bis wann das erfolgen soll. Dazu muss ein jährliches Schulungsangebot veröffentlicht werden, das spätestens ab dem zweiten Jahr sogenannte Refresherkurse beinhaltet, um die erlernten Kompetenzen zu vertiefen bzw. zu erhalten.
Teilnahmen an Schulungen und Fortbildungen sollten dokumentiert und ausgewertet werden. Das Schulungskonzept (Angebote, Inhalte, Curriculum) ist regelmäßig, spätestens alle zwei Jahre, zu evaluieren. Dazu können Rückmeldebögen der Schulungsteilnehmer*innen, die Auswertung der Schulungsteilnahmen und die Aktualisierung der Trainingsbedarfsanalyse (TBA) herangezogen werden.

Körperinterventionen (zur Kontrollübernahme und/oder Umsetzung von Zwangsmaßnahmen) sollten gemeinsam mit Deeskalation und anderen primärpräventiven Interventionen geschult werden. Eine getrennte Schulung birgt das Risiko, dass Körperinterventionen nicht mit Deeskalation verbunden werden und an nur eine Berufsgruppe (i. d. R. Pflege) delegiert werden. Dann entsteht ein Bruch in der Begleitung der Patient*innen durch die aggressive Krise.

Zum Sicherstellen des Praxistransfers können Stationsteams weitere Maßnahmen implementieren. So können beispielsweise teaminterne Kurzschulungen (z. B. zu Notfallabläufen oder zur fachgerechten Anwendung von Zwangsmaßnahmen), anlassbezogene Fallbesprechungen (Übergriff, Zwangsmaßnahme) oder Kurzfortbildungen zu Teilaspekten (z. B. Nachbesprechungen, Nachsorge) geplant und durchgeführt werden.

*In einer Einrichtung beobachteten Trainer*innen und Leitungspersonen, dass bei Krisensituationen (Alarm) ein Großteil der anwesenden und dazukommenden Mitarbeiter*innen schon Handschuhe trug, obwohl nur max. sieben Personen für eine mögliche Körperintervention benötigt würden und dies nicht dem üblichen Ablauf entsprach. Das unübliche Vorgehen wurde hinterfragt und aus den Rückmeldungen wurde deutlich, dass die Mitarbeiter*innen insbesondere durch das aufbrausende Verhalten bestimmter Patient*innen in diesen Situationen verunsichert sind.*
*In den folgenden drei Wochen wurden wöchentlich zusätzliche Kurzschulungen durchgeführt (Notfallabläufe und Teamverhalten im Krisenfall inkl. Fixierübung plus zusätzlichem Input zum Umgang mit bestimmten Gruppen von Patient*innen bei Erregung) und innerhalb von zwei Wochen normalisierten sich die Abläufe bei den Alarmen.*

*Eine Patientin ließ sich u. a. wiederholt auf den Boden fallen und schlug gezielt wiederholt mit dem Hinterkopf auf dem Boden auf (im Rahmen von Kontrollmaßnahmen bei Fremd- oder Eigengefährdung oder als Einzelaktion). Die Mitarbeiter*innen wollten jeweils schnell die Situation sichern und dazu die Patientin vom Boden zum Bett tragen. Letzteres stellt ein Sicherheitsrisiko dar und wurde in der Einrichtung grundsätzlich nicht gemacht. Richtiger wäre, unter Körperkontrolle aufzustehen und zum (Fixier-)Bett zu gehen.*
*Im Rahmen einer Fallbesprechung des Teams mit den Trainer*innen wurde beschlossen, den spezifischen Notfallablauf in der mittäglichen Überlappungszeit gezielt und stationsübergreifend einzuüben und für die Patientin ein viskoelastisches Reisekissen anzuschaffen, das es ihr ermöglicht, zukünftig ohne Schaden den Kopf aufzuschlagen. Nach ein bis zwei Wochen konnten die in den Krisen intervenierenden Mitarbeitenden ruhig, sicher und routiniert die Situation kontrollieren und die Belastung der intervenierenden Personen wurde gesenkt.*

Monitoring, Evaluation und Nachhaltigkeit

Für das fortlaufende Monitoring sollten Teilnahmen an Schulungen und Fortbildungen dokumentiert und ausgewertet werden. Viele Kliniken verfügen über ein elektronisches Lernportal mit zuordenbaren Pflichtfortbildungen, in das die Trainings gut eingebunden werden können. Rückmeldungen aus den Trainings und der Praxis sollten in Evaluation und Anpassung der Schulungen einfließen. Fortlaufend sollten die Teams den Leitungspersonen mitteilen, wenn sie den Eindruck haben, dass Deeskalationskompetenz vertieft werden muss.

Die Evaluation der Deeskalationskompetenz und der Schulungsangebote sollte regelmäßig und anlassfrei erfolgen, beispielsweise im Zweijahresrhythmus. Diese Evaluation beginnt sinnvollerweise mit einer neuen TBA des Teams (s. o.). Weiter wird das Schulungskonzept evaluiert hinsichtlich der Angebote, Inhalte und des Curriculums. Dazu können Rückmeldebögen der Teilnehmer*innen, eine Auswertung der Schulungsteilnahmen und Erkenntnisse aus der TBA herangezogen werden.

Auch Trainer*innen benötigen einen regelmäßigen Austausch und Inputs zu neueren Entwicklungen. Hier bieten die meisten Anbieter*innen von Multiplikatorenausbildungen regelmäßige Refresher für Trainer*innen an. Ebenso wichtig ist ein Austausch auf breiter Ebene z. B. auf Tagungen oder im Rahmen von Trainer*innennetzwerken (Näheres zu Trainer*innenverbänden siehe am Ende des Kapitels).

Die fortlaufende Evaluation kann sehr gut in Zusammenarbeit mit den Arbeitssicherheitsbeauftragten der Einrichtung erfolgen und Ergebnisse von Gefährdungsanalysen einbinden. Deeskalationskompetenzen und -trainings können als fester Bestandteil in Qualitätsbegehungen und -berichte wie auch in Fortbildungspläne und ins Personalcontrolling einfließen. Neben der regelmäßigen kriteriengeleiteten Evaluation sichern diese Schnittstellen die Nachhaltigkeit.

Ist keine Person aus der Leitungsebene als Trainer*in involviert, sollte ein regelmäßiger Austausch zwischen Leitungsebene und Trainer*innen etabliert werden, um Feedback von Trainings zur Praxis und umgekehrt sicherzustellen.

Es ist empfehlenswert, die Rahmenbedingungen (z. B. Teilnahmepflicht, Trainingszeitpunkt nach Eintritt, Rolle der Trainer*innen) schriftlich zu fixieren (z. B. übergreifend in einem Gewaltpräventionskonzept oder in einzelnen Verfahrensanweisungen).

Wenn Mitarbeiter*innen allein und in Eigenverantwortung für die Anmeldung und Teilnahme an den Trainings (Basis- wie Refresherschulungen) zuständig sind, kommen sie leicht an ihre Grenzen bzgl. der Dienstplanung und Absprachen (Bereitschaftsdienst, Vertretungen). Hier sollten Führungskräfte Unterstützung anbieten bzw. ggf. die Planung übernehmen.
Wenn das Team der Trainer*innen klein ist (weniger als vier Personen), kann es bei Ausfällen (z. B. infolge längerfristiger Krankheit, Erziehungszeit, Kündigung, Aufgabenwechsel) leicht geschehen, dass etablierte Angebote reduziert werden müssen oder gar wegfallen. Dem kann durch vorausschauende Nachqualifikation von Trainer*innen vorgebeugt werden.

Zusammenfassung

Trainings zu Deeskalation und Aggressionsmanagement sollen integraler Bestandteil der institutionellen Gewaltprävention sein. Wenn diese angemessen implementiert sind, primär-, sekundär- und tertiärpräventive Elemente enthalten, Wissen ebenso wie Handlungskompetenzen vermitteln sowie Haltung und Handlungspraxis reflektieren, dann bieten sie über den Umgang mit aggressiven, gewalttätigen Situationen hinaus hilfreiche Inputs für die reflektierte, haltungsorientierte psychiatrische Teamarbeit.
Die Erfahrung zeigt, dass solche Trainings bei den Mitarbeitenden einen hohen Stellenwert genießen, sowohl wegen der Inputs und Übungsmöglichkeiten als auch wegen des gemeinsamen Übens und Ausprobierens in der Gruppe.
Werden diese Trainings berufsgruppen- und bereichsübergreifend durchgeführt, so stärkt das auch Verständnis und Zusammenarbeit in der Institution.

Empfehlung 5: Kontinuierliche Betreuung

Stellen Sie sicher, dass bei freiheitsbeschränkenden/ -entziehenden Zwangsmaßnahmen (Fixierung, Isolierung) eine kontinuierliche Betreuung stattfindet.

Dorothea Sauter, Sophie Hirsch, Celina Stolz, Julia Junghanss, Felix Bühling-Schindowski

Eine konstante Einzelbetreuung und Begleitung während der gesamten Dauer der Zwangsmaßnahme wird durch qualifiziertes Personal geleistet, wenn möglich durch erfahrene Fachpersonen des Stationsteams. Mit diesem aktiven Angebot ist das empathische Eingehen auf die Belange und Bedürfnisse der betroffenen Person sowie kontinuierliche Angebote zur Kontaktaufnahme und zur emotionalen Entlastung verbunden. Bei Patient*innen in Zimmerisolierung ist die intensiv betreuende Fachperson in Sichtkontakt und es gibt für beide Seiten die Möglichkeiten zum Sprechen. Die betreuende Person nimmt von sich aus engmaschig Kontakt auf, sie übernimmt zeitgleich keine anderen Tätigkeiten.

Die Empfehlung wird im PreVCo-Rating mit 9 Punkten bewertet, wenn folgende Kriterien erfüllt sind:
Eine kontinuierliche persönliche Betreuung durch qualifiziertes Personal findet bei Fixierung und Isolierung immer statt (bei Fixierung in maximal wenigen Metern Entfernung, bei Isolierung über Sichtfenster). Gründe für (seltene) Ausnahmen und deren Dokumentation sind klar geregelt. Dabei wird die intensive Betreuung als Begleitung durch die Krise verstanden, laufende Angebote dienen so weit möglich der Bedürfnisbefriedigung, der Hoffnungsförderung und der Herstellung eines Arbeitsbündnisses.

Hintergrund

Zwangsmaßnahmen sind in aller Regel das Ergebnis einer gescheiterten Interaktion und Deeskalation. Sie sind für die Betroffenen als akute Krisensituation mit oft extrem negativen Erfahrungen und Gefühlen von Ausgeliefertsein, Wut, Angst oder Hilflosigkeit verbunden, sie können Traumata auslösen oder reaktivieren (Askew et al. 2019; Chieze et al. 2019). Eine mangelhafte Interaktion *während* der Zwangsmaßnahmen wird von Patient*innen als besonders belastend erlebt (Chieze et al. 2019). Sie leiden häufig unter einem Mangel an Empathie, Fürsorge und Respekt seitens der Fachpersonen sowie unter einem entwürdigenden Umgang (Askew et al. 2019; Hawsawi et al. 2020; Tingleff et al. 2017).

Zwangsmaßnahmen sind neben dem Traumatisierungsrisiko mit weiteren Gefährdungen und Komplikationen verbunden. Einige der Risiken, die vor allem für Fixierungen beschrieben werden und tödlich enden können (Strangulationen, Aspiration, Selbstverbrennung), werden durch die Einzelbetreuung sicher vermieden (DGPPN 2019b).

Die Interaktion zwischen Patient*innen und Fachpersonen beeinflusst den Verlauf und die Dauer der intensiven Betreuung bzw. der Zwangsmaßnahme. Wenn qualifiziertes und erfahrenes Personal zum Einsatz kommt, reduzieren sich die Überwachungssituationen (Nienaber et al. 2013). Durch Empathie kann auch in Konflikten eine therapeutische Beziehung aufrechterhalten werden (Gerace et al. 2018). Wie Betroffene rückwirkend eine Zwangsmaßnahme erleben, hängt sehr von der Interaktion während der Zwangsmaßnahme ab (Chieze et al. 2019; Tingleff et al. 2017). In Deutschland schreiben alle Psychisch-Kranken-Gesetze bei *fixierten* Patient*innen eine 1:1-Begleitung vor.

Intensivbetreuungen psychiatrischer Patient*innen werden nicht nur während der Zwangsmaßnahmen durchgeführt. Sie finden in unterschiedlichen Krisen und Gefährdungssituationen Anwendung, um Schutz und Begleitung zu bieten und dadurch auch Zwangsmaßnahmen zu verhindern. Selbst dann können sie für die Betroffenen einen Eingriff in die Privatsphäre und eine Einschränkung ihrer persönlichen Freiheit bedeuten (Zehnder, Rabenschlag & Panfil 2015).

Psychiatrische Intensivbetreuung ist eine komplexe Aufgabe zur Überbrückung einer Krise. Das Gestalten einer Beziehung steht immer im Vordergrund; bei unfreiwilligen Maßnahmen hat sie zudem den Schwerpunkt Sicherheit zu gewährleisten (AFG-PsyP 2015, AFG 2019). Zuhören und aufmerksame Präsenz sollten in ihrer Wirksamkeit nicht unterschätzt werden (Rabenschlag, Schürmann & Trachsel 2021).

Das National Institute for Health and Clinical Excellence (NICE, 2015) empfiehlt, dass es in der Institution eine Richtlinie für intensive Betreuungsmaßnahmen geben sollte. Welche Themen geklärt werden sollten ist im folgenden Kasten aufgeführt.

Interne Absprachen zur Intensivbetreuung

Folgende Fragen und Aspekte sollten besprochen und innerhalb der Klinik bzw. der Stationsteams geklärt und ggf. über einen Standard oder eine Handlungsleitlinie verbindlich verabredet werden.

Klärung von Begrifflichkeiten und Verbindlichkeiten: Vor allem die verschiedenen Intensitätsgrade der Betreuung sind verbindlich zu regeln. Viele Kliniken haben ein Stufenkonzept und unterscheiden » 1:1-Betreuung« (oder auch 2:1 oder 1:2-Betreuungen) von »ständigem Ruf- und Sichtkontakt« sowie »periodischen Kontaktaufnahmen« (direkt oder indirekt) in festgelegten Intervallen. Geklärt werden sollte, wie »Fachkraft/Fachperson« definiert ist (z. B. hinsichtlich Auszubildenden oder stationsexternen Mitarbeitenden) und in welchen Situationen intensiv betreuende Personen parallel andere Tätigkeiten vornehmen können.

Entscheidungswege, Entscheidungsbefugnisse: Wer entscheidet über die Art und die Dauer und wer über die Lockerungen oder Beendigungen von Zwangsmaßnahmen? Wer setzt die intensive Betreuung an oder ab? Verantwortlichkeiten und Delegationsmöglichkeiten sollten für freiwillige und freiheitseinschränkende Intensivbetreuungen geklärt sein. Empfohlen wird die gemeinsame Entscheidungsfindung zwischen ärztlichem Dienst und Pflegedienst (DGPPN 2019b; Nienaber et al. 2013). Jedoch droht u. a. bei Vertretungssituationen (Nachtdienst, Wochenende), dass Sicherheits- und Überwachungsmaßnahmen länger als nötig dauern (Nienaber et al. 2013). Damit die Dauer von freiheitsentziehenden Maßnahmen so kurz wie möglich ist, empfiehlt die Leitlinie, dass Entscheidungen auch auf qualifizierte Pflegende übertragen werden können (DGPPN 2019b).

Organisation (inkl. Ablösung): Angestrebt werden sollte, dass diejenigen Fachpersonen die intensive Betreuung übernehmen, die gerade den besten Kontakt zur betroffenen Person haben. Doch oft lässt die Personalsituation das nicht zu, eine Mangelversorgung anderer Patient*innen muss ebenso vermieden werden. Viele Kliniken behelfen sich mit Bereitschaftsdiensten oder Poolregelungen. Wenn stationsexterne Personen die intensive Betreuung leisten, ist zu klären, wie dennoch der Kontakt des Teams zur Patientin oder zum Patienten gefördert werden kann und wie die Teammitarbeitenden die stationsexternen Betreuungspersonen unterstützen können. Auch muss geklärt sein, wie die durchführende Person alle notwendigen Informationen bekommt, die sie für die angemessene Gestaltung braucht. Weiter muss geregelt werden, dass die Dauer für eine durchführende Person begrenzt ist und regelmäßige Pausen stattfinden (DGPPN 2019 b).

Art und Umfang der Betreuung: Wie wird die Intensität der Betreuung abgestuft, was gilt für die Intensivbetreuung während Fixierungen (in der Regel 1:1-Betreuung) und was bei Isolierungen (in der Regel »durchgängige Verfügbarkeit einer Person, die von anderen Aufgaben freigestellt ist, sowie 15-minütig aktive Kontaktaufnahme zum isolierten Patienten«)? Intern müssen Begrifflichkeiten gut definiert sein (z. B. »1:1-Betreuung bedeutet kontinuierlicher unmittelbarer persönlicher Kontakt im selben Raum«). Eckpfeiler für mögliche Ausnahmen sollten beschrieben werden.

Wissen und Kompetenzen: Die durchführende Fachperson muss über Wissen und Handlungskompetenzen zu Hoffnungsförderung, Einbezug von Patient*innen in den Behandlungsprozess, Empowerment, Recoverykonzepte, Krisenmanagement u. a. verfügen. Die Einrichtung bietet wiederkehrende Fortbildungen oder Besprechungen zu Themen der Intensivbetreuung an (AFG-PsyP 2019).

Überprüfung und Dokumentation: Festzulegen ist, in welcher Frequenz Vitalwerte überwacht werden sollen. Und auch, in welcher Frequenz (tags, nachts) der ärztliche Dienst prüft, ob die Maßnahme fortgesetzt werden muss. Dokumentiert werden muss die Indikation, der Verlauf und die Evaluation der intensiven Betreuung. Die Intervalle und Inhalte der Verlaufsdokumentation müssen festgelegt sein. Als Dokumentationshilfe steht u. a. das Mersey Care Supportive Observations Recording Tool (MSORT-Tool) auf Deutsch in einer vereinfachten wie auch in einer umfänglichen Variante zur Verfügung (Nienaber et al. 2021).

Nachbesprechung: Intensivbetreuungen sollen immer mit der betroffenen Person nachbesprochen werden (siehe dazu auch Empfehlung 6). Im Team sollte es die Möglichkeit geben, Einzelsituationen nachzubesprechen wie auch anlassunabhängig die Praxis der Intensivbetreuung zu reflektieren (AFG-PsyP 2019; DGPPN 2019 b; Hemkendreis et al. 2013)

Ziele und Nutzen

Die intensive Betreuung dient der Sicherheit *und* der Unterstützung während der Krisen, verbunden mit dem Aufbau einer Beziehung. Der wiederholte Versuch, während der Zwangsmaßnahme mit der betroffenen Person in Kontakt zu kommen und die Interaktion zu gestalten ist wichtig und oft mitentscheidend für die Dauer der Maßnahme. Durch eine gute Begleitung und Ansprache während der intensiven Betreuung kann der betroffenen Person – trotz der belastenden Situation und der vorausgegangenen Umstände – Respekt und Würde vermittelt werden. Auch Bedürfnisse können auf diese Weise erkannt und befriedigt werden. Fachpersonen können Orientierung bieten und – sofern möglich – in passender Form Erläuterungen zu den Auslösern der Zwangsmaßnahme geben. Sie können Ängste und andere negative Emotionen reduzieren und damit das Risiko für Traumatisierungen senken.

Durch gute organisationale Regelungen zur Intensivbetreuung kann für die Mitarbeiter*innen Stress und Aufwand deutlich reduziert werden. Gute inhaltliche Klärungen und Absprachen ermöglichen mehr Einheitlichkeit und Konstanz dieses sensiblen Hilfeangebots, auch wenn verschiedene Personen die intensive Betreuung leisten. Die Mitarbeiter*innen profitieren durch höhere Handlungssicherheit.

Erfahrungen der teilnehmenden Stationen

Eine intensive Betreuung wurde bei Fixierungen regelhaft und bei Isolierungen häufig gewährleistet. In der Regel wurde diese Aufgabe ausschließlich vom Pflegedienst wahrgenommen. Der hohe zeitliche Aufwand stellte eine Belastung dar. Teilweise gaben Pflegefachpersonen an, dass die Station unterversorgt war, solange sie für die intensive Betreuung zuständig waren. Häufig wurden Aushilfen oder Mitarbeiter*innen aus Springerpools eingesetzt. Etliche Teams gaben an, die Freistellung einer Fachperson für die intensive Betreuung isolierter Patienten aus personellen Gründen nicht ermöglichen zu können.

Viele Pflegeteams gaben sich große Mühe, dieser herausfordernden Aufgabe in guter Weise gerecht zu werden. Die meisten Stationen gaben sich beim Rating des Umsetzungsgrades dieser Empfehlung hohe Punktwerte. Dennoch wurde oft Handlungsbedarf gesehen: Viele Pflegefachpersonen wünschten sich, dass die intensive Betreuung mehr Wertschätzung erfährt und ein Austausch im multiprofessionellen Team stattfindet. Bezüglich des Herstellens einer Beziehung

zur erregten oder abwehrenden Person wünschten sich viele Pflegefachpersonen Hilfen (z. B. als Schulungsangebote).
Sehr heterogen war in der Praxis geregelt, wie präsent der ärztliche Dienst bei fixierten bzw. isolierten Patient*innen war. Sehr unterschiedlich wurde auch gehandhabt, wer bezüglich Lockerungen oder Beendigungen von Zwangsmaßnahmen die Entscheidungen traf.

Von der Theorie in die Praxis

Intensivbetreuungen *personell* zu gewährleisten ist zunächst eine organisatorische Aufgabe, die in Zusammenarbeit mit der Pflege- oder Betriebsleitung gelöst werden muss. Die in Kliniken vorhandenen Regelungen müssen dann neu überprüft werden, wenn die Abläufe nicht zufriedenstellend sind. Wünschenswert ist, dass erfahrene Fachpersonen die Intensivbetreuung übernehmen – am besten diejenigen, denen aktuell am besten eine Kontaktaufnahme gelingt. Wie eine hohe Beziehungskontinuität geboten wird, ohne die betreuende Person zu sehr zu belasten, muss im Einzelfall abgewogen werden.
Die Intensivbetreuung *inhaltlich* gut zu gestalten ist eine hohe fachliche Anforderung und ein Auftrag an das multiprofessionelle Team. Zu Inhalten von internen Absprachen oder einer möglichen internen Richtlinie informiert der obige Kasten »Interne Absprachen zur intensiven Betreuung«. Eine Schlüsselrolle haben Reflexionsprozesse, die fortlaufend stattfinden sollten.
Intensivbetreuung scheint unseren Erfahrungen nach in jeder Klinik bereits gegeben. Der Aufwand für eine mögliche Neuorganisation und Neugestaltung der teaminternen Praxis ist von der Einzelsituation abhängig und kann kaum quantifiziert werden. Der personelle Aufwand ist per se hoch.

Zu erwartender Aufwand der Implementierung:

Finanzieller Aufwand	**0 (+++ beim Einsatz von Leasingkräften)**
Zeitlicher Aufwand	**+ – +++**
Personeller Aufwand	**+++**
Schwierigkeitsgrad	**+ – +++**

Voraussetzungen und Einflussfaktoren

Die intensive Betreuung ist sehr personalintensiv und nicht planbar, daher sind die organisationalen Anforderungen hoch. Selbst eine ausreichende Stellenbesetzung und eine gelungene Dienstplanung ermöglichen häufig nicht, ad hoc eine Person für einen längeren Zeitraum abzustellen. Viele Kliniken arbeiten mit Bereitschaftsdiensten oder Poolmitarbeitenden. Auch wenn stationsexterne Mitarbeiter*innen die intensive Betreuung leisten, müssen die Mitarbeiter*innen des Stationsteams bzw. die Bezugstherapeut*innen zu möglichst gutem Kontakt zum Patienten oder zur Patientin finden und alle Prozesse steuern. Entsprechende Absprachen sind erforderlich.

Intensive Betreuung ist eine anspruchsvolle Tätigkeit und kann auch für die durchführende Person sehr belastend sein. Keine Situation widerspricht deutlicher dem Berufsethos der Fachperson als eine Zwangsmaßnahme. Teilweise waren im Vorfeld eine Problemlösung, eine Kontaktaufnahme und eine Deeskalation nicht gelungen. Häufig sind auch Beschimpfungen und Bedrohungen der fixierten oder isolierten Person auszuhalten. Die begleitende Fachperson muss eigene Emotionen und v. a. mögliche aversive Gefühle kontrollieren können und reflektieren. Der Patient oder die Patientin ist in einer sehr vulnerablen Situation. Die intensive Betreuung ist immer mit den Risiken von Machtmissbrauch und misslingender Kommunikation verbunden.

Eine patientenorientierte Haltung im Team dürfe der bedeutsamste und hilfreichste Einflussfaktor sein. Förderlich sind zudem gute räumliche Voraussetzungen (angenehme Atmosphäre im Fixierraum oder Isolierzimmer, sichtbare Uhr, eigene Toilette, Beschäftigungsangebote bei Bedarf, vielleicht eine Möglichkeit zu rauchen, Isolierräume mit Sprechklappe oder anderweitig gute Kommunikationsmöglichkeiten).

Diese Empfehlung passt zu psychiatrischen Teams, wenn

- **die intensiven Betreuungen nicht umfänglich gewährleistet sind oder nicht den fachlichen Anforderungen entsprechen;**
- **die Aussagen der Patient*innen (z. B. im Rahmen von Nachbesprechungen, siehe Empfehlung 6) auf Verbesserungspotenzial schließen lassen;**
- **die Intensivbetreuungen auf der Station bisher sehr uneinheitlich gestaltet werden;**
- **die intensive Betreuung von den durchführenden Mitarbeitenden als extrem belastend oder aversiv erlebt wird.**

Implementierungsschritte

Organisatorische und inhaltliche Fragen sind sehr unterschiedliche Teilaspekte. Die personelle Organisation ist mit der Pflegedirektion oder Betriebsleitung zu klären. Auf dieser Ebene werden auch die erforderlichen Personalressourcen verhandelt und eingeplant. Sie wird an dieser Stelle nicht näher ausgeführt.

Der Fachpersonalmangel zwingt die Kliniken mancherorts, Leasingkräfte zu beschäftigen und diese auch für die intensive Betreuung einzusetzen. Auch wenn ein solcher Schritt unumgänglich ist, müssen die Mitarbeiter*innen im Team in den Austausch mit dem betroffenen Patienten oder der betroffenen Patientin kommen. Die Leasingkräfte müssen eng angeleitet und begleitet werden – auch dieses Thema sollte im Team gut geklärt sein.

Um zu prüfen, welche Inhalte in der Praxis der intensiven Betreuung wann und wie neu geklärt werden müssen, empfehlen wir zunächst die auf Seite 91 f. formulierten Anforderungen zu besprechen. Wenn in zu vielen Einzelaspekten kaum Klarheit und in der Praxis wenig Homogenität besteht, macht eine gemeinsame Erstellung einer einrichtungsinternen Richtlinie zur Intensivbetreuung Sinn (siehe dazu Empfehlung 2). Gleichzeitig können Schulungs- oder Beratungsbedarfe der Mitarbeiter*innen ermittelt werden.

Bestimmte Begrifflichkeiten können für eine bestimmte Praxis stehen und diese stabilisieren. Im Kontext der Intensivbetreuung sind vielerorts die Begriffe »Überwachung« und »Sitzwache« in Gebrauch. Sie sind stigmatisierend und daher ungeeignet. Sie implizieren genau das, was die Intensivbetreuung nicht sein soll: passives Sitzen und beziehungsloses Überwachen der Patient*innen, die durch die Überwachung zum Objekt gemacht werden. Diese Begriffe sollten aus dem Sprachgebrauch verschwinden (DFPP 2016).

Fortlaufend ist wichtig, dass das Thema Intensivbetreuung im Team eine Fokussierung und Würdigung erfährt. Wie die intensive Betreuung ablief und erlebt wurde, kann in jeder teaminternen Nachbesprechung von Zwangsmaßnahmen angesprochen werden. In der Nachbesprechung der Zwangsmaßnahme mit den Patient*innen (siehe Empfehlung 6) können das Erleben der intensiven Betreuung und dabei entstandene Wünsche explizit erfragt werden. Noch expliziter ist die Auseinandersetzung, wenn ein Teamtermin dem Thema »Intensivbetreuung« gewidmet wird.

Zwangsmaßnahmen sind hochvulnerable Situationen, sie traumasensibel, beziehungsfördernd, recoveryorientiert und stabilisierend zu begleiten ist eine hohe Kunst. Das so zu benennen, macht es Mitarbeiter*innen leichter, ihre Fragen, Unsicherheiten und Zweifel bei der Durchführung zu thematisieren. Intensive Betreuung ist eine anspruchsvolle Arbeit, die entsprechend gewürdigt werden sollte.

Empfehlungen für die Gestaltung von Intensivbetreuung haben die pflegerischen Fachgesellschaften AFG-PsyP (2019) und DFPP (Hemkendreis et al. 2013) verfasst, diese sind im Internet frei verfügbar und geben Fachpersonen viele Anregungen (bei Manuskriptabgabe ist die Aktualisierung in Arbeit). Wenn die Praxis der intensiven Betreuung im Team in unterschiedlichen Kontexten immer wieder angesprochen wird, werden Klärungsbedarfe sichtbar.

Intensivbetreuung ist eine Teamaufgabe und die Pflegefachpersonen sollten weder mit praktischen und organisationalen Aspekten noch mit der inhaltlichen Ausgestaltung alleingelassen werden. Für den Austausch im Team kann es sehr förderlich sein, wenn auch nicht pflegende Fachpersonen für die Durchführung der intensiven Betreuung zur Verfügung stehen und ihre Expertise einbringen. Auf die Bedeutung guter Regelungen für diese herausfordernden Situationen sei hingewiesen. Im Alltag entstehen unnötige Ärgernisse und Reibungsverluste, wenn Zuständigkeiten, Aufgaben und Entscheidungswege unklar sind.

Es kommt vor, dass ein Patient oder eine Patientin während der Fixierung oder Isolierung nicht nur jeglichen Kontakt oder jegliche personelle Präsenz vehement ablehnt, sondern auch permanent anwesende Mitarbeiter*innen beschimpft, bedroht, beleidigt, bespuckt und Ähnliches.

Viele Teams haben geregelt, dass Personen, welche die intensive Betreuung bei fixierten Patient*innen leisten, in definierten Zeitintervallen (z. B. alle zwei Stunden) abgelöst werden. Es braucht weitergehende Absprachen im Team bei solchen Situationen. Möglicherweise ist es besser, wenn die intensiv betreuende Person den Raum verlässt und durch ein Sichtfenster oder eine Videokamera die Aufsicht durchführt, bis der Patient oder die Patientin sich beruhigt hat, aber häufig eine Kontaktaufnahme versucht. Wenn bei fixierten Patient*innen auf die intensive Betreuung im Raum oder wenn bei isolierten oder fixierten Patient*innen eine engmaschige Kontaktaufnahme ausgesetzt wird, so sind die Gründe sorgsam zu dokumentieren.

Die Patient*innen intensiv betreuende und eng begleitende Person kann in aller Regel am besten einschätzen, wann eine Fixierung oder Isolierung gelockert oder beendet werden kann. Wir empfehlen ausdrücklich, geeigneten Personen diese Befugnis explizit zu erteilen, sofern dies nicht durch die PsychK(H)Gs der Länder ausgeschlossen wird. Schon durch kleine Lockerungen können erhebliche Erleichterungen bei der Bedürfnisbefriedigung (Essen, Ausscheidungen, etc.) möglich gemacht werden, wenn die Situation dies zulässt. Sinnvoll kann sein, bei der Anordnung der Zwangsmaßnahme zusätzliche Aussagen zu treffen (Beispiel: Welche Regeln gelten, wenn die Patient*innen schlafen?). Bezüglich der Beendigung von Zwangsmaßnahmen ist in jedem Fall sicherzustellen, dass entsprechende Entscheidungen unmittelbar getroffen werden können, sobald die intensiv betreuende Person den Eindruck hat, dass dies möglich ist (auch wenn möglicherweise der Arzt vom Dienst nicht zeitnah erscheinen kann).

Monitoring, Evaluation und Nachhaltigkeit

Die krisenhaften und vulnerablen Situationen, die zur intensiven Betreuung führen, erfordern eine fortlaufende Reflexion. Im Rahmen der Nachbesprechungen von Zwangsmaßnahmen (sowohl mit Patient*innen als auch innerhalb der Teams) kann explizit erfragt werden, wie die Kommunikation und das Handeln der Fachperson jeweils erlebt wurden und was möglicherweise hilfreich gewesen wäre.

Für das Monitoring ist weiterhin zu empfehlen, dass alle genannten Aspekte (siehe Kasten Seite 91 f.) von Pflegerischer Stationsleitung und Oberärzt*in regelmäßig (beispielsweise im Halbjahresrhythmus) auf Handlungsbedarfe hin überprüft und ggf. zum Thema der Teambesprechung gemacht werden. Zudem kann in Mitarbeitendengesprächen nachgefragt werden, ob bezüglich der Intensivbetreuung Fragen oder Fortbildungswünsche bestehen. Eine Aufgabe von Leitungspersonen oder Qualitätsbeauftragten ist es, die Dokumentation auf Vollständigkeit zu prüfen. Auch in diesem Kontext können mögliche Handlungsbedarfe sichtbar werden.

Eine gute Praxis der intensiven Betreuung profitiert von einer patienten- und recoveryorientierten Haltung, von guter Zusammenarbeit, von einer offenen, klaren Gesprächskultur im Team und in der Klinik und natürlich von einer guten personellen Besetzung. In all diesen Kontexten kann die intensive Betreuung mitgedacht und mitreflektiert werden. Das trägt zugleich dazu bei, dass eine gute Praxis auch nachhaltig geleistet werden kann.

Empfehlung 6: Standardisierte Nachbesprechung von Zwangsmaßnahmen

Stellen Sie sicher, dass Nachbesprechungen nach Zwangsmaßnahmen mit den betroffenen Patient*innen verbindlich stattfinden und dokumentiert werden.

Julia Junghanss, Dorothea Sauter, Felix Bühling-Schindowski, Lieselotte Mahler

Standardisierte Nachbesprechungen von Zwangsmaßnahmen erlangen in den letzten Jahren zunehmend an Bedeutung. Sie sind nicht nur Bestandteil der S3-Leitlinie zur Verhinderung von Zwang und Gewalt, sondern werden in etlichen Bundesländern im Psychisch-Kranken-Gesetz (PsychKG) auch rechtlich gefordert. In ihrem Praxisleitfaden *Nachbesprechung von Zwangsmaßnahmen* haben Mahler, Wullschläger und Oster (2022) umfassend die theoretischen Hintergründe sowie die praktische Durchführung der standardisierten Nachbesprechung von Zwangsmaßnahmen dargelegt, woran wir uns sowohl in den Workshops der PreVCO-Studie als auch in diesem Kapitel orientieren. Demnach erfolgt die standardisierte Nachbesprechung unter Beteiligung der Patient*in, einer an der Zwangsmaßnahme beteiligten Mitarbeiterin und unter Moderation einer nicht an der Zwangsmaßnahme beteiligten Person. Sie findet leitfadengestützt statt. Im Zentrum der standardisierten, moderierten Nachbesprechung steht eine gemeinsame Reflexion und Einordnung der Zwangsmaßnahme und der auslösenden Situation. Es soll Raum für offene Fragen und die Ermöglichung eines Perspektivwechsels zwischen Patient*in und beteiligten Mitarbeitenden geschaffen werden, was im besten Fall ein gegenseitiges Verständnis zumindest im Nachhinein fördert. Ein Wiederherstellen von gegenseitigem Vertrauen sowie die Verbesserung der therapeutischen Beziehung sind dabei wichtige Ziele. Insbesondere sollen auch negative Folgen wie Symptome einer PTBS bei betroffenen Patient*innen oder die psychische Belastung von beteiligten Mitarbeitenden gemindert werden. Die standardisierte Nachbesprechung soll darüber hinaus dazu genutzt werden, individuelle Strategien zur Deeskalation in zukünftigen Eskalationssituationen zu finden, um eine Zwangsmaßnahme zu vermeiden (Mahler, Wullschleger & Oster 2022). Dies kann dann zum Beispiel in einer schriftlichen Behandlungsvereinbarung festgehalten werden.

Die Empfehlung wird im PreVCo-Rating mit 9 Punkten bewertet, wenn folgende Kriterien erfüllt sind:
Bei erfolgten Zwangsmaßnahmen werden den Patient*innen regelmäßig Nachbesprechungen angeboten, diese werden gemäß einem Leitfaden durchgeführt und dokumentiert. Die Nachbesprechungen beinhalten den Austausch unterschiedlicher Sichtweisen, erlauben den Betroffenen das Nacherzählen der Situation, bieten Erklärungen seitens der Mitarbeiter*innen und erfassen mögliche Folgeerscheinungen. Und es werden Vereinbarungen bezüglich der Vermeidung künftiger Zwangsmaßnahmen getroffen. Es nehmen neben der moderierenden Person (z. B. die behandelnde Ärztin oder die Bezugspflegeperson), eine an der Zwangsmaßnahme beteiligte Person sowie auf Wunsch der Patient*innen weitere Vertrauenspersonen teil.

Hintergrund

Zwangsmaßnahmen stellen für Patient*innen, aber auch für Psychiatriemitarbeitende eine große Belastung dar und können für Patient*innen gravierende, langfristige Folgen bis hin zu posttraumatischen Belastungsstörungen haben (Frueh et al. 2005). Nachbesprechungen nach erfolgten Zwangsmaßnahmen werden von Patient*innen gewünscht (Mielau et al. 2017) und sind in einigen Bundesländern im Psychisch-Kranken-Gesetz gesetzlich vorgeschrieben. In der S3-Leitlinie zur Verhinderung von Zwang und Gewalt werden standardisierte, leitfadengestützte Nachbesprechungen empfohlen. Diese sind von Nachbesprechungen, welche ohne Patient*in im Team stattfinden, und von nicht standardisierten Nachbesprechungen mit Patient*innen abzugrenzen. Wesentliche Unterscheidungsmerkmale sind, dass standardisierte Nachbesprechungen unter Moderation eines an der Zwangsmaßnahme nicht beteiligten Teammitglieds und leitfadengestützt stattfinden. In einem von einer multiprofessionellen Arbeitsgruppe der Psychiatrischen Universitätsklinik der Charité im St. Hedwig-Krankenhaus entwickelten Leitfaden werden zunächst sowohl Patient*in als auch Mitarbeiter*in gefragt, wie sie die auslösende Situation und die darauffolgende Zwangsmaßnahme erlebt haben. Anschließend werden beiden Personen Fragen zum Ablauf und zu möglichen Alternativen zur Zwangsmaßnahme gestellt und abschließend die Möglichkeiten einer weiteren Zusammenarbeit erörtert (Mahler et al. 2017; Wullschläger et al. 2021). Es konnte gezeigt werden, dass sich durch die leitfadengestützte standardisierte Nachbesprechung PTBS-Symptome sowie das Erleben von subjektivem Zwang signifikant reduzieren lassen (Wullschläger et al. 2021). Wichtig ist es zu beachten, dass den betroffenen Patient*innen eine Nachbesprechung mehrfach angeboten wird, da Patient*innen oftmals länger brauchen, bis sie zu einer Nachbesprechung bereit sind, dann aber davon profitieren.

Ziele und Nutzen

Eine standardisierte Nachbesprechung hat das Ziel, einen Perspektivwechsel zu vollziehen und die auslösende Situation für die Patient*innen nachvollziehbar zu machen und einordnen zu können. Gefühle von Ohnmacht und Willkür, welche betroffene Patient*innen oftmals erleben, sollen so zumindest im Nachhinein gemeinsam reflektiert und im besten Fall korrigiert werden können. Ein weiteres wichtiges Ziel der standardisierten Nachbesprechung ist es, zusammen mit den Patient*innen konkrete Absprachen zu treffen, um in Zukunft eine Zwangsmaßnahme zu vermeiden. Hier bietet sich der Abschluss einer Behandlungs- oder Krisenvereinbarung an. Ein gegenseitiges Vertrauen soll wieder ermöglicht und die Grundlage für ein gemeinsames zukünftiges Arbeitsbündnis geschaffen werden. Auch den Mitarbeiter*innen kann die Perspektive der Patient*innen helfen, die Eskalationsgründe im Nachhinein besser zu verstehen und eigene, vielleicht unbewusste Reaktionen kritisch zu hinterfragen. Sie kann dazu beitragen, dass Ängste und vielleicht auch als traumatisch erlebte Erinnerungen abgebaut werden können (Mahler et al. 2022).

Erfahrungen der teilnehmenden Stationen

Diese Empfehlung war eine der beliebtesten Empfehlungen in der PreVCo-Studie. Der Implementierungsprozess wurde von den meisten Stationen als vergleichsweise aufwendig empfunden. Sehr motivationsfördernd zeigten sich die in aller Regel positiven Erfahrungen mit ersten durchgeführten Nachbesprechungen. Erfolgreich waren diejenigen Stationen, welche Verantwortlichkeiten klar festgelegt, mehrere Mitarbeiter*innen als Gesprächsmoderator*innen benannt und das Thema regelmäßig auf die Agenda genommen hatten. Es musste gut organisiert werden, dass alle betroffenen Patient*innen gegebenenfalls mehrfach das Angebot erhielten und die Gespräche verbindlich zu einem geeigneten Zeitpunkt stattfanden.

Von der Theorie in die Praxis

Bevor mit der Implementierung der Empfehlung begonnen wird, ist eine sorgfältige Vorbereitung zentral. Dessen sollten sich ärztliche und pflegerische Stationsleitung bewusst sein. Das Thema sollte entsprechend priorisiert werden. Auch sind dem Team genügend zeitliche Ressourcen für die Schulung und Aufteilung der Verantwortlichkeiten zur Verfügung zu stellen. Eine Aufklärung aller Stationsmitarbeitenden über die theoretischen Hintergründe und Vorteile einer standardisierten Nachbesprechung im Vergleich zu einer nicht standardisierten Nachbesprechung ist für die spätere erfolgreiche Umsetzung sehr wichtig. In einem zweiten Schritt gilt es, alle Mitarbeitenden in der Durchführung von standardisierten Nachbesprechungen zu schulen. Rollenspiele eignen sich hierfür gut. Zwangsmaßnahmen sind ein Thema, das alle Mitarbeiter*innen einer Akutstation betrifft, auch wenn in der Regel nur die ärztlichen und pflegerischen Berufsgruppen aktiv beteiligt sind. Alle Berufsgruppen sollten daher motiviert werden, Moderationsaufgaben zu übernehmen. Für diese Personen sind intensivere Schulungen sinnvoll. Im letzten Schritt müssen logistische Schritte geklärt und Aufgaben verteilt werden (Wer macht wann welchen Patient*innnen das Angebot einer Nachbesprechung? Wie wird sichergestellt, dass alle betroffenen Patient*innen ein Angebot erhalten?). Das Thema sollte außerdem regelmäßig reevaluiert und Nachhaltigkeitsstrategien sollten geplant werden (Mahler et al. 2022).

In den Workshops im Rahmen der PreVCo-Studie wurde wiederholt von Stationsteams eingewandt, dass Nachbesprechungen mit Patienten bereits stattfinden. Oftmals waren hiermit jedoch nicht standardisierte Nachbesprechungen ohne Leitfaden gemeint (z. B. Einzelnachbesprechung durch defixierende Pflegefachperson kurz nach Defixierung, Nachbesprechung in der Stationsarztvisite). Wie oben erwähnt, konnte in einer randomisiert-kontrollierten Studie gezeigt werden, dass standardisierte Nachbesprechungen einen höheren Effekt (Reduktion von PTBS-Symptomen) haben als nicht standardisierte Nachbesprechungen. Dennoch

sollten alle anderen Formen der unstandardisierten Nachbesprechung bei Bedarf unverändert weiter fortgesetzt werden.

Zu erwartender Aufwand der Implementierung:

Finanzieller Aufwand	0
Zeitlicher Aufwand	+++
Personeller Aufwand	++
Schwierigkeitsgrad	++

Voraussetzungen und Einflussfaktoren

Die Implementierung der Nachbesprechungen von Zwangsmaßnahmen ist mit einem gewissen organisatorischen Aufwand verbunden und erfordert die aufeinander abgestimmte Zusammenarbeit verschiedener Akteur*innen.
Ein Leitfaden mit offenen Fragen, der wesentliche Punkte thematisiert und das Nachvollziehen der Zwangsmaßnahme und einen Perspektivwechsel ermöglicht, ist eine wichtige Voraussetzung der Implementierung. Der Leitfaden von Mahler et al. (2017; ⤓ »Leitfaden zur Nachbesprechung«) kann genutzt werden. Fragen wie »Warum ist es aus Ihrer Sicht zur Eskalation gekommen?«, »Wie hätte die Situation verhindert werden können?«, »Was ist für eine weitere vertrauensvolle Zusammenarbeit wichtig?« sind zentral und sollten sowohl den betroffenen Patient*innnen als auch den Mitarbeiter*innen gestellt werden. Es ist bedeutsam, dass beide Seiten die gleichen Fragen beantworten, dass die Redeanteile ausgeglichen sind und dass genügend Raum zur gemeinsamen Reflexion zur Verfügung steht, um einen Perspektivwechsel möglich zu machen (Mahler et al. 2022).
Entscheidend für eine erfolgreiche Implementierung ist, dass das multiprofessionelle Stationsteam über die theoretischen Hintergründe (Benefit) der standardisierten Nachbesprechungen aufgeklärt ist und die praktische Umsetzung üben kann. Die Festlegung von festen Verantwortlichkeiten (Ansprechen von betroffenen Patient*innen, Moderatorenpool, Terminfindung, Ansprechen der Patient*innen im ambulanten Procedere) ist ebenso wichtig.
Eine Implementierungshürde sind schnelle Wegverlegungen von Patient*innen von reinen Kriseninterventionsstationen. Hier müssen in Abstimmung mit den weiterbehandelnden Stationen und auch mit den ambulanten Weiterbehandelnden Wege gefunden werden.

Die Empfehlung passt zu psychiatrischen Teams, wenn

- **die Mitarbeiter*innen nach Wegen suchen, nach einer Zwangsmaßnahme zu einem vertrauensvollen Behandlungsverhältnis zurückzufinden;**
- **Teams nach erfolgter Zwangsmaßnahme feste Absprachen oder schriftliche Behandlungsvereinbarungen mit den Patient*innen abschließen möchten, um Zwangsbehandlungen zukünftig zu vermeiden;**
- **Teams bereit sind, über Prozesse, die zur Eskalation führen können, gemeinsam mit Patient*innen offen zu reflektieren und die eigene Perspektive und das Erleben transparent einzubringen und zu hinterfragen;**
- **Teams bereit sind, sich auf einen Perspektivwechsel und das Feedback von Patient*innen einzulassen.**

Implementierungsschritte

Schulung: Für die erfolgreiche Implementierung von Nachbesprechungen von Zwangsmaßnahmen sind verschiedene Akteur*innen notwendig. Verantwortlichkeiten sind daher frühzeitig zu klären. Zu Beginn empfiehlt es sich, das gesamte Stationsteam zur standardisierten Nachbesprechung von Zwangsmaßnahmen zu schulen und mit dem Leitfaden vertraut zu machen. Schulungen sollten theoretische Hintergründe vermitteln, auf die praktische Umsetzung eingehen und Gelegenheit zu praktischen Übungen (Rollenspielen) beinhalten. Die Kenntnisse sollten regelmäßig aufgefrischt werden.

Leitfaden: Ein Leitfaden muss entweder digital oder analog in ausreichender Menge gut zugänglich sein. Moderator*innen müssen wissen, wo der Leitfaden zu finden ist.

Moderation: Mehrere Moderierende sollten zur Verfügung stehen und geschult werden. Diese Personen sollten auf der Station präsent sein. Da die Moderation von einer nicht an der Zwangsmaßnahme beteiligten Person aus dem Team übernommen werden sollte, empfiehlt es sich, wenn neben Personen des ärztlichen oder pflegerischen Dienstes auch andere Teammitglieder (z. B. Stationspsycholog*in, Ergotherapeut*in, Sozialarbeiter*in) als Moderierende geschult sind.

Angebot Nachbesprechung für alle betroffenen Patienten: Es muss sichergestellt sein, dass alle betroffenen Patient*innen – gegebenenfalls mehrfach – ein Angebot erhalten. Es hat sich bewährt, dass eine Person aus dem Team den Überblick behält, welchen Patient*innen eine Nachbesprechung angeboten werden muss.

Diese Aufgabe kann z. B. auch von Praktikant*innen oder Auszubildenden übernommen werden.

Hier müssen im Team individuelle Lösungen gefunden werden. Teilweise macht eine Kombination von zwei Verfahren Sinn. Mögliche Ideen sind: Anbieten im Rahmen der Visite der Oberärzt*innen, Kennzeichnen betroffener Patient*innen am Stationsboard, elektronische Reminder (die evtl. mit der Freigabe der elektronischen Dokumentation der Zwangsmaßnahme verknüpft sind), feste Übernahme der Aufgabe durch zwei Personen (z. B. Stationsleitung und Stationspsychologe), Ausdruck des Nachbesprechungsformulars bei jeder Zwangsmaßnahme.

Regelmäßiges bzw. wiederholtes Angebot der Nachbesprechung: Ein Angebot kann und sollte vom gesamten Team gemacht werden. Hauptverantwortlich sollten sich die Behandelnden bzw. die therapeutischen oder pflegerischen Bezugspersonen fühlen. Das ganze Team sollte einmal pro Woche (z. B. in der Visite der Oberärzt*innen) sowie bei der Entlassung daran denken, betroffenen Patient*innen eine Nachbesprechung anzubieten.

Planung der Nachbesprechung: Hat die Patientin oder der Patient einer Nachbesprechung zugestimmt, muss die Nachbesprechung organisiert werden. Dies stellt manchmal eine Herausforderung dar, da verschiedene Akteur*innen involviert werden müssen. Es hat sich bewährt, wenn der Moderator oder die Moderatorin die Organisation des Termins übernimmt.

Mitarbeitende von anderen Stationen können involviert sein, wenn die Zwangsmaßnahme in ihrer Dienstzeit stattgefunden hat. Daher sind eine stationsübergreifende Schulung und Terminplanung mit Vorlauf wichtig!

Durchführung der Nachbesprechung unter Leitung einer moderierenden Person: Diese sollte darauf achten, dass am Ende der Nachbesprechung feste individuelle Vereinbarungen zur zukünftigen Vermeidung von Zwangsmaßnahmen getroffen werden. Im besten Fall sollte das Angebot einer Behandlungsvereinbarung erfolgen. Ein Leitfaden sollte unbedingt eingesetzt werden. Ein Ziel der Nachbesprechung ist ein Perspektivwechsel, eine im Nachhinein stattfindende Nachvollziehbarkeit der Gründe der Zwangsmaßnahme und ein Wiederaufbau des gegenseitigen Vertrauens. Die Kunst einer guten Moderation besteht darin, die Ziele der Nachbesprechung im Blick zu behalten und sich dabei am Leitfaden zu orientieren, ohne starr an den Fragen festzuhalten.

Der Einsatz teamexterner Fachpersonen erschwert es, diese in Nachbesprechungen einzubinden. Vermutlich sind gesonderte Rückfragen erforderlich.

Zusammenfassung

Intensive Betreuung während der Zwangsmaßnahmen ist eine anspruchsvolle, ressourcenintensive und wichtige Tätigkeit. Sie ist eine Teamaufgabe, die ausreichend thematisiert und sowohl organisatorisch als auch inhaltlich gut geklärt werden muss. Die an Patient*innen orientierte, traumasensibel und beziehungsfördernd gestaltete intensive Betreuung reduziert unerwünschte Folgen und vermutlich auch die Dauer von Zwangsmaßnahmen, sie vermittelt Respekt und trägt zur (Wieder-)Herstellung der vertrauensvollen Zusammenarbeit bei. Ein guter formeller wie auch informeller Austausch im Team befähigt die Mitarbeiter*innen und bringt Wertschätzung für diese Aufgabe zum Ausdruck. Geeignete organisatorische Voraussetzungen sind in Zusammenarbeit mit Leitungspersonen immer wieder teamintern und stationsübergreifend abzustimmen.

Der Leitfaden kann auch als Protokollvorlage dienen. Die moderierende Person macht schriftliche Notizen. Nach dem Gespräch gibt die Patient*in das Einverständnis zu Protokoll. Nachdem ein Scan gezogen wurde, wird ihr das Protokoll ausgehändigt.

Informationsweitergabe: Eine Weitergabe der wesentlichen Ergebnisse sowie der Information, ob die Person eine Behandlungsvereinbarung wünscht, sollte ans Team (z. B in der nächsten Teambesprechung) sowie an den/die Hauptbehandler*in erfolgen. Die Hauptbehandler*in sollte, wenn von der Patient*in gewünscht, das Angebot einer Behandlungsvereinbarung machen und dafür sorgen, dass diese gemeinsam mit den Patient*innen erstellt wird (s. auch Empfehlung 10).

Gerade zu Beginn der Implementierung ist es sehr wertvoll, wenn in Dienstübergaben und Besprechungen von stattgefundenen Nachbesprechungen erzählt wird. Dadurch bekommt das ganze Team Impulse für die Reflexion und den Perspektivwechsel. Vor allem aber wird es im Erleben der Mitarbeiter*innen mehr und mehr zur Normalität, dass mit den Patient*innen über erfolgte Zwangsmaßnahmen gesprochen wird. Mitarbeiter*innen fühlen sich dann auch sicherer, wenn die Betroffenen in anderen Kontexten die Zwangsmaßnahmen ansprechen.

Dokumentation durch die Moderator*in: Wesentlich ist vor allem, dass die stattgefundene Nachbesprechung und der dabei festgehaltene Krisenplan dokumentiert werden. Um die Gesprächsatmosphäre nicht zu stören, kann auf eine Dokumentation der Gesprächsinhalte verzichtet werden.

Angebot einer Behandlungsvereinbarung: Wenn mit den Patient*innen schriftliche Vereinbarungen zur Verhinderung weiterer Zwangsmaßnahmen getroffen werden, muss das Team selbstredend deren Umsetzung realisieren. Die entsprechende Dokumentation und Sichtbarmachung der Vereinbarungen und die Kommunikation ins Team muss vorab geregelt sein.

Was ist zu tun, wenn Patient*innen die Nachbesprechung ablehnen oder noch »zu krank« für eine Nachbesprechung sind? Wenn Patient*innen die Nachbesprechung ablehnen, sollte das Angebot unbedingt zu einem späteren Zeitpunkt erneuert werden! Die Patient*innen sollten explizit darüber aufgeklärt werden, dass eine Nachbesprechung auch zu einem späteren Zeitpunkt möglich ist. Eine Übergabe an Weiterbehandelnde bei noch ausstehender Nachbesprechung ist bei Entlassung/Verlegung unbedingt zu gewährleisten.

Dies kann z. B. durch einen Vermerk im Arztbrief oder durch eine telefonische Übergabe erfolgen. Den Patient*innen kann auch ein vorbereiteter Flyer mit der Stationstelefonnummer zur Terminvereinbarung mitgegeben werden, falls eine Nachbesprechung in Zukunft gewünscht ist.

Verlegung der Patient*innen auf eine nachbehandelnde Station: Manchmal werden Betroffene weiterverlegt, bevor der Zeitpunkt eintritt, zu dem eine Nachbesprechung möglich wäre. Hier kann mit der nachbehandelnden Station geklärt werden, welches Team das Gespräch anbietet. Natürlich muss in jedem Fall eine mitarbeitende Person dabei sein, die auch bei der Zwangsmaßnahme anwesend war. Wenn das Gespräch auf der nachbehandelnden Station stattfand, sollten wesentliche Inhalte auch in das Team, das die Zwangsmaßnahme durchführte, kommuniziert werden.

Nicht entmutigen lassen, wenn die Implementierung der Nachbesprechung zu Beginn schwerfällt, da Abläufe noch rejustiert werden müssen oder manche Patient*innen die Nachbesprechung zunächst ablehnen! Die Erfahrung der PreVCo-Studie zeigen, dass es bei vielen Teams einige Monate dauerte, bis die Nachbesprechungen geregelt stattfanden. Viele berichteten dann jedoch begeistert über die gemachten Erfahrungen!

Monitoring, Evaluation und Nachhaltigkeit

Um das Thema bei Mitarbeiter*innenwechseln nicht aus dem Auge zu verlieren, hat es sich bewährt, eine hauptverantwortliche Person aus dem Stammteam pro Station zu benennen. Aufgabe dieser Person ist weniger die Organisation konkreter Nachbesprechungen, sondern eine regelmäßige Erinnerung des Teams, das Angebot einer Nachbesprechung zu machen (z. B. in der monatlichen Teamsitzung) und Schulungen für neue Mitarbeiter*innen zu organisieren. Diese Aufgabe kann z. B. von der Stationspsycholog*in übernommen werden.

Wichtig ist ferner, dass regelmäßig Moderator*innen angefragt und ggf. geschult werden.

Es muss ein stationsindividuelles Prozedere gefunden werden, welches ermöglicht, dass auch bei Mitarbeiter*innenwechseln allen betroffenen Patient*innen regelmäßig das Angebot einer Nachbesprechung gemacht wird. Die Aufklärung und Schulung zur standardisierten Nachbesprechung sollte fester Bestandteil des Einarbeitungskonzeptes für neue Mitarbeiter*innen sein.

Regelmäßige Treffen aller Moderierenden, z. B. einmal pro Quartal, zum Erfahrungsaustausch und zur Evaluation können ebenfalls zur Qualitätsverbesserung und Verstetigung beitragen.

Zusammenfassung

Standardisierte Nachbesprechungen von Zwangsmaßnahmen sind ein wichtiges Tool in der beziehungsfokussierten und zwangsvermeidenden Psychiatrie. Sie werden zunehmend nicht nur von Patient*innen gewünscht, sondern auch rechtlich gefordert. Standardisierte Nachbesprechungen sollten unter Moderation und leitfadengestützt durchgeführt werden. Ziel ist, die auslösende Situation gemeinsam nachzuvollziehen sowie beschädigtes Vertrauen wieder aufzubauen und individuelle Strategien zu finden, zukünftig Zwangsmaßnahmen zu vermeiden. Wichtig ist, dass das Team gut geschult wird und genug Raum zur Verfügung gestellt wird, um stationsindividuelle Möglichkeiten zum Angebot der Nachbesprechung zu erarbeiten.

Empfehlung 7: Genesungsbegleitung

Beschäftigen oder beteiligen Sie Genesungsbegleitende auf der Station.

Celina Stolz, Dorothea Sauter, Felix Bühling-Schindowski, Julia Junghanss, Lieselotte Mahler

Genesungsbegleiter*innen arbeiten mit festem Arbeitsvertrag im Stationsteam mit, sie begleiten und unterstützen die Patient*innen im Alltag, nehmen im Team abgestimmte therapeutische Aufgaben wahr und sind in die teaminterne Kommunikation eingebunden. Wenn mancherorts keine Genesungsbegleitende für Akutstationen zu gewinnen sind, so sind entsprechende Angebote auf Sprechstundenbasis oder als Gruppenangebote durch Genesungsbegleitende anderer Stationen etabliert.

Die Empfehlung wird im PreVCo-Rating mit 9 Punkten bewertet, wenn folgende Kriterien erfüllt sind:
Genesungsbegleiter*innen sind Teil des Behandlungsteams (ggf. auch in Teilzeit), Genesungsbegleiter*innen sind in die Konzeptentwicklung der Station eingebunden.

Hintergrund

Unter Genesungsbegleitung, auch Peer Support genannt, versteht man die Unterstützung von Patient*innen durch Betroffene, welche selbst schon Krisen durchlebt und das psychiatrische Versorgungsystem genutzt haben (Utschakowski 2016). Genesungsbegleitung wird auch im deutschsprachigen Raum vermehrt implementiert (Mahlke et al. 2019) und soll dazu beitragen, Patienten Hoffnung zu vermitteln, Stigmatisierung zu reduzieren und Selbstbestimmung zu fördern. Die Qualifikation zur Genesungsbegleitung wird üblicherweise durch die einjährige EX-IN-Weiterbildung erworben (EX-IN = Experienced Involvement, Beteiligung Erfahrener). In dieser werden die vorangegangenen eigenen Erfahrungen und der Umgang mit eventuell neuen Krisen reflektiert sowie Praktika absolviert (Utschakowski 2016). Voraussetzung ist eine weitestgehende Stabilität während der Weiterbildung. Aktuell ist Genesungsbegleitung in Deutschland formal nicht als Berufsausbildung anerkannt (Mahlke 2019). Der Einsatz von Genesungsbegleiter*innen in Kliniken wird allgemein empfohlen und die aktuelle Richtlinie zur Personalbemessung (PPP-RL) macht Aussagen zu deren Aufgaben und zur Finanzierung.

Genesungsbegleitung und ihre Wirkung ist bisher kaum erforscht, Erfahrungen aus der Praxis lassen aber eine deeskalierende Wirkung vermuten (DGPPN 2019b). Peer Support ist Bestandteil verschiedener komplexer Behandlungssysteme, wie beispielsweise dem Weddinger Modell, welches bereits mit einer Reduzierung von Zwang in Verbindung gebracht wurde (Czernin et al. 2020, 2021). Eine erste Studie zur Wirkung von Genesungsbegleitung auf Zwangsmaßnahmen enthielt einen Prä-Post-Vergleich zweier akutpsychiatrischer Stationen. Es zeigte sich, dass während der COVID-19-Pandemie die Anzahl durchgeführter Zwangsmaßnahmen auf der Kontrollstation anstieg. Auf der Station der Interventionsbedingung, welche zwei Genesungsbegleiter*innen einstellte, war dies nicht der Fall (Badouin et al. 2023). Nach Implementierung von Genesungsbegleitung auf akutpsychiatrischen Stationen wird durch die Mitarbeiter*innen eine hilfreiche Erweiterung des therapeutischen Angebots, eine bessere Repräsentation der Perspektive der Patient*innen sowie ein konstruktiverer Umgang mit Konfliktsituationen berichtet (Mahler et al. 2015).

Ziele und Nutzen

Über die Vermittlung ihrer Genesungserfahrungen hinaus übernehmen Peer-Arbeiter*innen auf Stationen Aufgaben wie Begleitungen von Patient*innen zu Terminen oder nach Hause, Leitung von Gruppen- und Freizeitangeboten, Unterstützung bei Erledigungen oder alltäglichen Anliegen der Patient*innen (Nossek et al. 2021). Durch ihre Präsenz auf den Stationsfluren können sie für eine vermehrte Ansprechbarkeit des Teams sorgen und früher in verbale Auseinandersetzungen eingreifen. Durch die Erweiterung des Beschäftigungsangebots kann Frustration bei den Patient*innen reduziert werden.

Ein Nutzen der Implementierung von Genesungsbegleitung kann darüber hinaus auch die Förderung einer Recoveryeinstellung bei Mitarbeiter*innen (Walker & Bryant 2013) sowie ein respektvollerer Umgang und ein positiveres therapeutisches Klima sein (Aretz & Jungbauer 2019). Genesungsbegleiter*innen können also durch ihren Einfluss auf das Stationsmilieu, auf die Kommunikation zwischen Mitarbeitenden und Patient*innen sowie auf die Konfliktschlichtung einen Beitrag zur Beruhigung und Deeskalation der Station leisten.

Erfahrungen der teilnehmenden Stationen

Auf etlichen Akutstationen arbeiten Genesungsbegleiter*innen schon längere Zeit und zur besten Zufriedenheit aller Beteiligten mit. In wenigen Einzelfällen berichteten Teams von Schwierigkeiten in der Zusammenarbeit, die auf Personen, nicht auf konzeptuelle Probleme zurückgeführt wurden. In manchen Teams gibt es Mitarbeitende, die sich weniger vorstellen können, mit Genesungsbegleiter*innen zu kooperieren. Andere Teams geben an, dass sie gern mit Genesungsbegleiter*innen arbeiten würden, aber bislang keine geeigneten Personen gefunden hätten.

Von der Theorie in die Praxis

Bei diesem Thema kann der Aufwand sehr variieren. Das ist abhängig davon, wie viele Barrieren bzw. wie viel Offenheit und Vorwissen in den Teams vorliegen. Eine schwer zu beeinflussende Schwierigkeit kann die Nichtverfügbarkeit geeigneter Personen sein, beispielsweise im ländlichen Raum.

Zu erwartender Aufwand der Implementierung:

Finanzieller Aufwand	**0 (in der Regel kassenfinanziert, evtl. kleiner Aufwand im Vorfeld)**
Zeitlicher Aufwand	**+–++**
Personeller Aufwand	**+–++**
Schwierigkeitsgrad	**+–++**

Voraussetzungen und Einflussfaktoren

Ein möglicher Einsatz von Genesungsbegleiter*innen muss mit der Klinikleitung abgestimmt werden, die Finanzierung muss geklärt sein. Es versteht sich von selbst, dass seitens der Klinik ein reguläres Arbeitsverhältnis mit tarifgebundenem Vertrag und für beide Seite tragbarer Wochenarbeitszeit angeboten werden

muss. Alternativ oder vorübergehend können auch entsprechende Angebote von freiberuflich tätigen Genesungsbegleiter*innen mit angemessenen Konditionen eingekauft werden.
Wünschenswert ist, dass die Bewerber*innen die EX-IN-Ausbildung abgeschlossen haben. Falls dies nicht bzw. noch nicht geschehen ist, muss die Begleitung dieser Mitarbeitenden sehr engmaschig gewährleistet werden.
Genesungsbegleiter*innen müssen sich in ein neues Team, neue Aufgaben und eine meist für alle Beteiligten ganz neue Rolle einfinden. Sie brauchen für diesen Prozess zusätzlich zu den Angeboten für die multiprofessionellen Teams Austausch und Begleitung, also das Angebot von Supervision, Intervision oder Coaching. Insbesondere sollten sie sich mit anderen, erfahrenen Genesungsbegleiter*innen vernetzen können. Räumlichkeiten für PC-Arbeit und Einzelgespräche müssen vorhanden sein.
Vorbehalte und Unsicherheiten im Team sollten im Vorfeld gut diskutiert werden. In aller Regel lassen sich diese durch Informationen, Gespräche mit Genesungsbegleiter*innen sowie durch den Austausch mit Teams, die bereits Erfahrungen damit haben, deutlich reduzieren.

Diese Empfehlung sollte von jedem Team berücksichtigt werden. Wir gehen davon aus, dass Genesungsbegleiter*innen alle psychiatrischen Teams wertvoll bereichern und Bestandteil einer zeitgemäßen Versorgung sind.

Implementierungsschritte

Prüfung und Beeinflussung von Wissen und Einstellungen der Teammitglieder: Nach Vorstellung der Idee sollten Fragen und mögliche Bedenken der Teammitglieder gesammelt werden. Dabei ist sinnvoll, dem Team Erfahrungsberichte und Forschungsbefunde zum Thema zu präsentieren und auf die EX-IN-Ausbildung einzugehen. Sehr hilfreich ist es, wenn erfahrene Genesungsbegleiter*innen anderer Kliniken oder Stationen ins Team kommen und von ihrer Arbeit berichten und die Zusammenarbeit mit dem therapeutischen Team beschreiben. Dann können auch direkt praktische Fragen diskutiert werden. Eventuell macht es Sinn, dass einzelne Mitarbeiter*innen mal in einem Team mit Genesungsbegleitung hospitiert.

Generell ist förderlich, wenn das Team über Recoveryprozesse informiert ist und sich einer recoveryförderlichen Haltung verpflichtet.

Es gibt sehr gute Literatur und Onlinehilfen zum Thema. Empfehlenswert ist die Anschaffung dieser beiden Bücher:
Susanne Ackers, Klaus Nuißl (Hg.) (2021): EX-IN Genesungsbegleitung. Erfahrungsberichte aus der Praxis. Psychiatrie Verlag.
Jörg Utschakowski (2015): Mit Peers arbeiten. Leitfaden. Psychiatrie Verlag.

Die Suche nach einer geeigneten Person: Dies kann sich je nach Region schwieriger gestalten. Eine breit gestreute Stellenausschreibung ist wichtig und dokumentiert auch nach außen, dass ein Team diese Idee umsetzen will. Flankierend sollte das Team sich bei einer EX-IN-Ausbildungsstätte melden und die Station für mögliche Praktika und Hospitation künftiger Genesungsbegleiter*innen anbieten. Parallel kann in der lokalen Selbsthilfeszene gezielt geworben werden. Solange sich keine Person findet, die sich für die Arbeit im Akutbereich anstellen lassen will, kann vielleicht mit Einzelangeboten von freiberuflich tätigen Peers die Zeit überbrückt werden. Diese Peers kommen dann für bestimmte Gruppenangebote oder definierte Sprechzeiten auf die Station.

Im Rahmen der EX-IN-Ausbildung absolvieren die Genesungsbegleiter*innen zwei Praktika. Je nachdem kann es zusätzlich sinnvoll sein, wenn künftige Genesungsbegleiter*innen vor der Aufnahme der Tätigkeit auf der neuen Station auf einer ähnlichen Station bei einer etablierten Genesungsbegleiter*innen eine Weile hospitieren.

Konzept erstellen, Beschreibung des Handlungsfeldes, Stellenbeschreibung: Eine Stellenbeschreibung sollte vorliegen oder in Zusammenarbeit mit der Klinikleitung erstellt werden. Diese benennt die Einbindung in die Klinikstruktur und die Aufgaben der Genesungsbegleiter*innen. Eine konkrete Tätigkeitsbeschreibung entwickelt sich dann eher im Arbeitsalltag, abhängig von den Bedürfnissen der Patient*innen und den Möglichkeiten des Teams und der Genesungsbegleiter*innen. Grundlegende Fragen sollten im Team geklärt sein: Der Zugang der Genesungsbegleiter*innen zu Informationen über die Patient*innen und zur KIS-Dokumentation muss genauso selbstverständlich sein wie die Einbindung in Teambesprechungen und soziale Teamaktivitäten. Es dürfte sich auszahlen, für diesen Schritt von einer klinisch erfahrenen Genesungsbegleiter*in Beratungsleistungen einzukaufen.

Die Genesungsbegleiter*innen sind Mitglieder des Teams. Natürlich gelten alle Regeln, die im Team gelten, auch für sie. Wenn sich beispielsweise die Kolleg*innen

alle duzen, wird selbstverständlich auch den Genesungsbegleiter*innen das Du angeboten.

Erste Tage und Wochen der Zusammenarbeit gut gestalten: Manchmal ist der berufliche Start für beide Seiten ein Novum – für die Genesungsbegleiter*innen wie auch für das Team. Das erfordert von beiden Seiten die Bereitschaft, sich auszuprobieren und die Erfahrungen fortlaufend zu reflektieren. Beide Seiten müssen Unsicherheit aushalten können. Umso wichtiger ist der offene Austausch, dafür brauchen die Genesungsbegleiter*innen Ansprechpersonen im Team. Vielleicht ist es für die Genesungsbegleiter*in sinnvoll, in der Anfangszeit ein bis zwei Patient*innen oder Paten zu benennen. Diese stellen der neuen Genesungsbegleiter*in in den ersten Tagen die Patient*innen und Kolleg*innen sowie die Abläufe und Strukturen der Station vor. Viele Kliniken haben für die Einarbeitung neuer Mitarbeiter*innen weitere strukturierte Konzepte, die auch für die Genesungsbegleiter*innen gelten. Erst im Lauf der ersten Wochen werden sich die festen Aufgaben herauskristallisieren. Am Anfang darf viel erprobt werden. So kann die Genesungsbegleiter*in z. B. an allen Gruppen- und Einzelangeboten teilnehmen, um dann zu entscheiden, ob sie Teile dieser Angebote dauerhaft begleiten oder selbst übernehmen oder umgestalten will. Ausreichende ungeplante Zeiten im Stationsalltag sind nötig, damit die Genesungsbegleiter*in Möglichkeiten und Raum findet, mit den Patient*innen in Kontakt zu kommen.

Für das Team ist es bereichernd, wenn Genesungsbegleiter*innen gerade in der Anfangszeit auftretende Fragen und Eindrücke formulieren – sie sollten dazu entsprechend ermuntert werden.

Weitere Einarbeitung und fortlaufende Begleitung gewährleisten: Anfängliche Unsicherheiten zur Rolle und zu den Tätigkeiten sind normal, sie werden über gemeinsame Abstimmungsprozesse und das eigene Erproben und Reflektieren gemildert. Es ist ein »learning by doing« und Irritationen oder erforderliche Kurskorrekturen sollten gelassen und unaufgeregt benannt und bearbeitet werden. Das Team kann die Genesungsbegleiter*innen mit viel Feedback unterstützen. Beide Seiten, Team und Genesungsbegleiter*innen, sollten ihre Erwartungen klar benennen – doch auch das ist erst im Lauf der Zeit möglich.

Generell bedürfen Rollenfindungsprozesse und das Abstecken von Kompetenzen innerhalb von Teams strukturierter Reflexion. Dabei sind Supervisions- oder Coachingangebote für die Genesungsbegleiter*innen oder auch für das

Gesamtteam sicher sinnvoll. Genesungsbegleiter*innen können sich meist gut in das Erleben der Patient*innen einfühlen und werden oft sehr vertraulich angesprochen. Daher ist es besonders wichtig, dass sie neben der Nähe zu den Patient*innen die reflektierende Distanz einüben – auch hier unterstützt die Supervision.

Neben den Ansprechpersonen innerhalb des Teams ist ein Austausch mit anderen Genesungsbegleiter*innen wichtig, und das nicht nur in der Anfangszeit. Wenn in der Klinik bislang keine weiteren Genesungsbegleiter*innen tätig sind, dann muss extern, vielleicht in Zusammenarbeit mit der EX-IN-Ausbildungsstätte nach Personen für diesen kollegialen Austausch gesucht werden.

Sollte die Genesungsbegleitung eine große eigene Berufsgruppe in der Klinik werden, dann empfiehlt es sich, eine eigene Leitung der Berufsgruppe zu etablieren, am besten besetzt durch eine Genesungsbegleitung zusammen mit einer Person aus dem Bereich Psychologie, Pflege oder ärztlichem Dienst. Die Leitung sollte dann auch Bewerbungs-, Einstellungsprozesse, Bestellwesen, Fort- und Weiterbildung, andere Personalangelegenheiten analog anderer Leitungen übernehmen können.

Genesungsbegleiter*innen bringen ihre persönliche Krankheits- und Krisenerfahrung in die Arbeit mit den Patient*innen ein. Damit fördern sie das gegenseitige Gefühl von Verständnis und die gemeinsame Kommunikation. Sie zeigen, dass professionell Helfende auch dann wertvoll sind, wenn sie authentisch, selbstoffenbarend und krisenerfahren sind. Diese Erfahrungen dürfen gern auch die anderen Mitarbeitenden im Team aufgreifen und sich fragen, an welchen Stellen mehr Offenheit oder Selbstpreisgabe für die Zusammenarbeit mit den Patient*innen förderlich ist.

Menschen mit psychiatrischen Krisenerfahrungen können in neue Krisen geraten – wie alle anderen Menschen auch. Es kann sinnvoll und sicherheitsgebend sein, im Vorfeld mit den künftigen Genesungsbegleiter*innen zu überlegen, was deren Krisenfrühwarnzeichen sind und was davon im Team kommuniziert werden soll. Für den Fall einer möglichen schweren Krise muss eine Behandlung außerhalb »der eigenen Station« möglich sein.

Monitoring, Evaluation und Nachhaltigkeit

Die fortlaufende Klärung der Rolle der Genesungsbegleitung sowie der Abgleich von Aufgaben, Befugnissen, Kompetenzen und gegenseitigen Erwartungen ist zugleich das Monitoring der Prozesse. Die Themen fallen nicht unter den Tisch, wenn es im Vorfeld geplante regelmäßige Gesprächstermine gibt. Sinnvollerweise führen die Stationsleitungen (pflegerische Leitung und/oder Oberärzt*in) diese Gespräche. Die Frequenz darf sich steigern, anfangs gern 14-tägig, später vielleicht quartalsweise.
Im Vorfeld dieser Gespräche sollten die Themenwünsche beider Seiten gesammelt und abgestimmt werden. Fragen zur Zusammenarbeit im Team sowie zur Klarheit bezüglich der Aufgaben und zu Schwierigkeiten oder Konflikten im Alltag gehören dazu. Protokolle der Besprechungen und Absprachen schaffen Transparenz und Verbindlichkeit. Evaluationen und Rückfragen sollten bei Bedarf sowie im halbjährlichen Rhythmus im Rahmen von Teambesprechungen stattfinden.

Regelmäßige Termine mit der dualen Führung (pflegerisch und oberärztlich) sollten vor allem in der Anfangsphase der Genesungsbegleitung stattfinden. Hier sollte besprochen und dokumentiert werden:
- **Fühlen sich die Genesungsbegleiter*in ausreichend unterstützt?**
- **Sind alle Voraussetzungen erfüllt (Schlüssel, KIS-Zugang, Arbeitsplatz, Notfalltelefon etc.)?**
- **Gibt es Schwierigkeiten im Team, die aufgegriffen werden sollten?**
- **Konnte ein eigenes Aufgabenprofil im Sinne der Stellenbeschreibung erarbeitet werden?**
- **Gibt es Sachen, die beantragt werden müssen für die Angebote der Genesungsbegleitung (Nahrungsmittel für Koch- oder Backgruppe, Geld für Ausflüge mit den Patient*innen, Fahrkarte für Ausgangsbegleitung etc.)?**

Die Nachhaltigkeit ist bei der Implementierung von Genesungsbegleitung in aller Regel kein Problem. Die Erfahrung zeigt, dass viele Teams auf die Zusammenarbeit mit Genesungsbegleiter*innen nicht mehr verzichten wollen.

Zusammenfassung

Die Etablierung von Genesungsbegleitung ist in aller Regel eine Reise mit vielen Gewinner*innen. Bei recoveryfreundlichen Haltungen und guter Zusammenarbeit im Team sind beste Voraussetzungen gegeben. Manchmal dauert es, bis sich geeignete Personen für die Stelle der Genesungsbegleitung finden lassen, dann sind oft Übergangslösungen möglich.

Empfehlung 8: Aggressionsmindernde Gestaltung der Räumlichkeiten

Erstellen Sie einen Aktionsplan für die aggressionsmindernde Gestaltung der räumlichen Umgebung auf der Station und überprüfen Sie diesen jährlich.

Dorothea Sauter, Sophie Hirsch, Celina Stolz, Felix Bühling-Schindowski, Julia Junghanss

Einen Aktionsplan zu erstellen heißt, dass die Räumlichkeiten und das Milieu einer Station regelmäßig, strukturiert und kriteriengeleitet gestaltet und mit dem Fokus auf das Potenzial für Aggressionsminderung reflektiert werden. Besonders wichtig ist der Einbezug der Patient*innen bei dieser Analyse und bei der Suche nach Verbesserungsmöglichkeiten. Sinnvolle Handlungsschritte sollen abgeleitet und in einem Zeitplan priorisiert und verbindlich gemacht werden.

Die Empfehlung wird im PreVCo-Rating mit 9 Punkten bewertet, wenn folgende Kriterien erfüllt sind:
Es existiert ein jährlich vorliegender schriftlicher Plan unter Beteiligung mehrerer Beschäftigter des therapeutischen Teams und unter Einbezug der Patient*innen, dessen Inhalte überwiegend realisiert wurden oder werden oder es kam zu einem Neubau innerhalb der letzten fünf Jahre nach den genannten Kriterien.

Hintergrund

Die Patient*innen einer Akutstation verbringen während der Behandlung in aller Regel große Teile des Tages auf der Station. Nicht ohne Grund beschreibt die Sozialpsychiatrie das therapeutische Milieu als wichtigen Bestandteil der Therapie. Eine bewusste Milieugestaltung setzt Umfeldfaktoren gezielt sein, um psychische Prozesse positiv zu beeinflussen (Abderhalden & Scheydt 2023). Doch Milieugestaltung denkt nicht nur an spezifische therapeutische Ziele. Das Milieu entscheidet wesentlich, ob Menschen sich wohl- und angenommen fühlen und sich entfalten können; umgekehrt kann ein negatives Milieu zu Aggressionen und vielfältigen Formen von Krisen führen (ebd.). Der Begriff Milieugestaltung oder Milieutherapie meint die gezielte Einflussnahme auf die Umfeldfaktoren (Räumlichkeiten, Abläufe, aber auch den zwischenmenschlichen Umgang). Dazu gehört die bewusste und gezielte Strukturierung und Koordination aller organisatorischen und therapeutischen Maßnahmen, die Einflussnahme auf die Kommunikation und die Beziehungen unter den Patient*innen wie auch zum therapeutischen Personal (Abderhalden & Scheydt 2023; DGPPN 2019a) und ebenso die Gestaltung der räumlichen Umgebung (Richter & Hoffmann 2014). Enge Räumlichkeiten, zu viele Personen und Lärm sind bekannte Stressfaktoren (Martimportugués-Goyenechea & Gómez-Jacinto 2005). Patient*innen kritisieren zudem mangelnde Privatsphäre auf psychiatrischen Stationen (Spießl et al. 2002). Eine größere Anzahl von Patient*innen erhöht die Wahrscheinlichkeit der Anwendung von Zwangsmaßnahmen, während mehr Privatraum pro Patient*in ein größeres Level von Komfort und bessere Übersichtlichkeit auf der Station das Risiko senkten (van der Schaaf et al. 2013). Patient*innen selbst schätzen neben mehr Kommunikation mit therapeutischem Personal die Schaffung von Rückzugsmöglichkeiten als gewaltpräventiv ein (Mielau et al. 2017).

Zwei Studien zeigten nach Umzügen in architektonisch gut gestaltete Neubauten einen signifikanten Rückgang von Zwangsmaßnahmen (Olver et al. 2009; Rohe et al. 2017). Die untersuchten Neubauten verfügten über Einzel- statt Mehrbettzimmer, offen gestaltete Gemeinschaftsräume, Zugang zu einem Garten und eine verbesserte Lichtsituation (Olver et al. 2009). Auch Isolationsräume sollten wohnlich und menschenwürdig gestaltet sein und über eine eigene Toilette und Waschmöglichkeit verfügen. Empfohlen wird, dass die Räume gepolstert und zerstörungs- sowie verletzungspräventiv gestaltet werden. Autonomie sollte bezüglich der Ermöglichung zeitlicher Orientierung sowie Temperatur, Licht, Lüftung, aber auch Musik bestehen (Bramesfeld et al. 2021). Insgesamt scheinen räumliche Verbesserungen oftmals positive Auswirkungen auf die Patient*innen psychiatrischer Einrichtungen zu haben (Richter & Hoffmann 2014).

Die räumliche Umgebung umfasst weit mehr als die architektonische Gestaltung. Insgesamt sollte eine so weit wie mögliche Normalisierung des Stationsalltags angestrebt werden. Beispielsweise trug eine Öffnung der Stationstüren zu einem positiven Stationsklima und zur Reduzierung von Aggression bei (Schalast & Sieß 2018; Lang et al. 2016). Patient*innen nehmen es zudem als positiv wahr, wenn Mitarbeitende ihre private Kleidung tragen (Collingwood & McKenzie-Smith 2021). Auch Beschäftigungsmöglichkeiten und Tagesstruktur spielen eine wichtige Rolle. Räume für Aktivitäten und Rückzug tragen zur

Deeskalation bei (Muir-Cochrane 2015). Tiergestützte Therapie hatte positive Effekte bezüglich der Reduzierung von Angst und Aggression (Widmayer et al. 2019). Auch die durch die räumlichen Veränderungen zum Ausdruck kommende Wertschätzung kann eine positive Wirkung auf Patienten und Mitarbeitende haben (Richter & Hoffmann 2014). Im Soteriakonzept ist das wichtigste Behandlungselement die Milieutherapie (u. a. durch Anbieten von Präsenz, Reizarmut sowie dem Herstellen einer familienähnlichen Atmosphäre) (Ciompi et al. 2011; Haun & Hoffmann 2015). Die Einführung von Soteria-Elementen führte auf einer Akutstation in Berlin zur deutlichen Reduzierung von Zwang (Wolf et al. 2021).

Die Gestaltung von Räumen und Milieu muss aus der Perspektive der Patient*innen gedacht werden. Der erste Schritt besteht also darin, in geeigneter Form deren Wahrnehmungen und Erfahrungen, Wünsche und Kritikpunkte zu erfassen. An vielen Stellen können sie auch in Entscheidungen für Veränderungen miteinbezogen werden. Auch die Belange des Teams (z. B. Sicherheit gewährleisten zu können) sollten erfasst und gewürdigt werden.

Ziele und Nutzen

Stationsteams haben auch unabhängig von teuren Umbauprojekten vielfältige Einflussmöglichkeiten auf die Gestaltung der räumlichen Umgebung und des Milieus der Station. Im Alltag ist das Thema häufig nicht auf der Tagesordnung und vermutlich unterschätzen viele Teams, wie stark Räumlichkeiten und Milieu das Wohlbefinden, die Genesung, die Kommunikation untereinander und eben auch das Aufkommen von Aggression auf der Station beeinflussen.

Die Räumlichkeiten und das Milieu (und damit auch die Abläufe, Strukturen, formelle und informelle Regeln und Kommunikationsstile) können

- angenehm oder stressfördernd sein;
- Orientierung vermitteln oder verwirren;
- Rückzug erlauben oder verunmöglichen;
- Achtung und Würde, vielleicht auch Schönheit und Ästhetik oder Respektlosigkeit und Wertlosigkeit vermitteln;
- haltgebend oder chaotisch erlebt werden;
- den Patient*innen Freiräume und Gestaltungsmöglichkeit geben oder einengend und rigide sein;
- Sicherheit bieten oder Angst und Unsicherheit generieren;

- transparent oder diffus, undurchsichtig und damit Misstrauen fördernd sein;
- eine angemessene Tagestruktur ermöglichen und Anregungen oder Reizimpulse geben oder zu Langeweile und Unterstimulation bzw. zu Stress und Reizüberflutung führen;
- Privatheit und Individualität zulassen oder verunmöglichen;
- Normalität und Vertrautheit oder Befremdung und Irritation vermitteln;
- ein gutes Miteinander unter Patient*innen sowie ein gutes Verhältnis zu Mitarbeitenden fördern oder erschweren.

Eine positivere Umgebung kann über verschiedene kleinere Veränderungen und Ideen erreicht und dementsprechend ganz individuell je nach den Bedürfnissen und den Gegebenheiten einer Station gestaltet werden. Die Instandhaltung sollte als wichtiger Bestandteil der Gestaltung der Räumlichkeiten verstanden werden.
Einen Aktionsplan zu haben und diesen regelmäßig zu aktualisieren, soll gewährleisten, dass die Thematik nicht unter den Tisch fällt, sondern bewusst und strukturiert überlegt wird.

Erfahrungen der teilnehmenden Stationen

Allen Teams schien die Bedeutung von Räumlichkeiten und Milieu klar zu sein und viele trugen im Alltag Sorge für ein möglichst gutes Stationsklima und angenehme Räumlichkeiten. Eher selten fand eine fortlaufende und strukturierte Auseinandersetzung statt und sehr selten wurden dabei die Bedürfnisse und Wünsche der Patient*innen ermittelt. Teams, welche diese Empfehlung wählten, hatten oft Überraschungsmomente, wenn sie die Patient*innen direkt nach ihren Bedürfnissen und Wünschen fragten. Beispielsweise war einem Team nicht bewusst, wie störend die Lautstärke im Speisesaal erlebt wird. Oder ein Team erfuhr, dass die Patient*innen die Präsenz des Personals ganz anders einschätzen als die Mitarbeitenden selbst. Die Suche nach Lösungen weckte kreative Potenziale in den Teams, die Ideenentwicklung machte meist Spaß. Oft konnten Ergo- und Kunsttherapeutinnen und -therapeuten sich gut einbringen. Teams, die bezüglich ungünstiger baulicher Gegebenheiten schon resigniert hatten, konnten erleben, dass sie viel mehr Handlungsmöglichkeiten hatten als gedacht. Umgesetzte Veränderungen führten in der Regel sehr schnell zu positiven Feedbacks seitens der Patient*innen und oft auch von Besucherinnen und Besuchern.

Von der Theorie in die Praxis

Die Aufgabe einer strukturierten Auseinandersetzung mit Räumlichkeiten und Milieu wird von psychiatrischen Teams in der Regel gerne angenommen. Das Einholen der Perspektive der Patient*innen kann gut an zwei bis drei Personen delegiert werden. Eine mögliche Ideensammlung für Lösungen darf dann im Großteam stattfinden. Es ist empfehlenswert, externe Personen (z. B. eine Innenarchitektin oder psychiatrieerfahrene Personen mit EX-IN-Ausbildung) hinzuzuziehen. Gemeinsam mit Leitungspersonen sind klare Absprachen zu treffen, wer wann was konkret klärt und veranlasst.

Zu erwartender Aufwand der Implementierung:

Finanzieller Aufwand	**sehr unterschiedlich, da abhängig vom Umfang der Umgestaltung**
Zeitlicher Aufwand	**+**
Personeller Aufwand	**+**
Schwierigkeitsgrad	**+, aber abhängig vom Thema**

Voraussetzungen und Einflussfaktoren

Voraussetzungen: Um über die Gestaltung und Nutzung von Räumlichkeiten oder das therapeutische Milieu nachzudenken, sind keine spezifischen Voraussetzungen nötig. Doch meist sind mögliche Veränderungen mit Investitionen verbunden. Daher sollte im Vorfeld mit Leitungspersonen geklärt werden, was machbar ist und was nicht.

Barrieren: Insgesamt sind diese wenig zu erwarten. Manchmal verhindern strukturelle Erwägungen sinnvolle Schritte, beispielsweise wenn aufgrund eines geplanten Neubaus auch kleinere Investitionen kaum noch bewilligt werden. Umständliche Regularien für Beschaffungen oder enge Vorgaben für die Raumgestaltung (z. B. aufgrund von Brandschutz oder Umweltauflagen) können den Handlungsrahmen einengen und Teams demotivieren. Im Vorfeld die Möglichkeiten gut abzuklären hilft, Enttäuschungen zu vermeiden. Diskussionsbedarf entsteht, wenn Belange der Patientinnen und Patienten, z. B. der Wunsch nach Privatheit, den Belangen der Mitarbeitenden, z. B. Sicherheit zu gewährleisten, sich widersprechen. Doch auch in solchen Situationen können oft Lösungen gefunden werden, die beiden Seiten entgegenkommen.

Förderlich ist, dass in der Regel nicht das gesamte Team aktive Aufgaben übernehmen muss. Einzelne Personen können Teilaufgaben übernehmen. Deren Erledigung berührt die Stationsabläufe wenig. Viele Schritte bei der Umsetzung diese Empfehlung können und sollen in Zusammenarbeit mit den Patient*innen erfolgen. Diese beteiligen sich in aller Regel sehr gern und so sind vielfältige befriedigende Aktivitäten möglich. Auch jeder Mitarbeitende hat die Möglichkeit, sich einzubringen, denn jede Idee ist willkommen.

Die Empfehlung passt zu psychiatrischen Teams, wenn

- **die Atmosphäre, die räumliche Umgebung, das Stationsklima, die Regeln, oder andere Aspekte schon länger nicht mehr gezielt reflektiert wurden;**
- **bei den Patient*innen oder den Mitarbeitenden ein Bedürfnis zu erkennen ist, die räumliche Umgebung oder das Milieu zu verändern;**
- **eine Bereitschaft im Team besteht, nicht nur die räumliche Umgebung, sondern auch Stationsregeln, Abläufe und Gewohnheiten zu verändern;**
- **die Bereitschaft besteht, in der Schaffung eines positiven Stationsmilieus einen kontinuierlichen Prozess zu sehen, der sich lohnt;**
- **die Mitarbeitenden Lust haben, gemeinsam mit den Patient*innen kreativ zu werden.**

Implementierungsschritte

Wünsche und Ideen sammeln: Der erste Schritt ist die Analyse der aktuellen Situation und die Erfassung der Wünsche der Patient*innen und Mitarbeitenden.

Um die Perspektive der Patient*innen zu erfragen, können Fokusgruppengespräche geführt werden. Oder man nutzt bestehende Gremien wie z. B. das Stationsforum oder die Morgenrunde, um entsprechende Fragen zu stellen. Oder es werden eine Zeit lang alle Patient*innen im Rahmen der Entlassgespräche nach diesen Themen gefragt. Ergänzt werden können situative Gespräche und Fragen, z. B. im Rahmen von Spaziergängen. Manche Teams suchen bei der Planung dieses Schrittes Unterstützung beim Qualitätsmanagement.

Analysen der Meldungen zu Aggressionsereignissen helfen zu erkennen, an welchen Örtlichkeiten auf der Station, zu welchen Tages- oder Wochenzeiten und in welchen Situationen diese besonders häufig auftreten. Das sind Orte oder Zeiten, die besondere Beachtung erfordern (Krämer & Walter 2019).

Präsenz ist ein wichtiges Moment, um Aggressionen zu vermeiden. Aufmerksames Anwesendsein vermittelt Sicherheit und Anerkennung, es ist zugleich eine sehr gewaltfreie Form des Mitseins und schützt Integrität (Staudacher 2021). Umgekehrt kann ein Anwesendsein, ohne auf die Stimmungen oder Botschaften des Gegenübers zu reagieren, sehr verletzend sein.

Das Präsent- und Ansprechbarsein wird oft unterschätzt und zu wenig reflektiert. Vor allem Pflegefachpersonen sollten prüfen, wie sie im Alltag möglichst häufig diese »aufmerksame Präsenz« gewährleisten und vermitteln können. Das ständige Ansprechbarsein kann insbesondere für die Pfleger*innen sehr anstrengend und herausfordernd sein. Es sollte daher sowohl ein physischer Raum für Pausen (z. B. ein vom Stationsbetrieb abgetrennter Pausenraum) als auch ein virtueller Raum (z. B. durch Supervision und Teamtage) zur Verfügung gestellt werden, um mit dieser besonderen Herausforderung umgehen zu können und Erschöpfung und Resignation vorzubeugen. Bevor ein Aktionsplan erstellt wird, ist es gut, viele Ideen zu sammeln und zu prüfen. Neben der Befragung von Patient*innen dürfen gern viele weitere Strategien angewendet werden. Umfängliche Hinweise finden sich bei Krämer und Walter (2019).

Die Verbesserung des Milieus, die Verschönerung der Station und die aggressionsmindernde Raumgestaltung profitiert von vielfältigen kreativen Ideen. Beim Brainstorming in großer Runde ist wichtig, dass alle ihre Ideen benennen und visualisieren und erst anschließend die Realisierbarkeit geprüft wird. Für ein fortlaufendes Ideenmanagement kann das Qualitätsmanagement der Klinik Strategien vorschlagen. Hilfreich kann es sein, bei anderen Stationen Inspiration zu suchen. Externe Personen bringen oft ganz neue Gedanken, vielleicht gibt es Design-Studierende in der Stadt? Viele fachliche Konzepte geben Impulse. »Safewards« und das »Weddinger Modell« gehören dazu.

»Safewards« (siehe Kap. 12) beschreibt die räumliche Umgebung als sehr relevant für die Konfliktentstehung und in allen Safewards-Interventionen sind Elemente der Milieuanpassung und besseren Beziehungsgestaltung zu finden (Löhr et al. 2023, siehe www.safewards.net/de). Das Weddinger Modell stellt eine Normalisierung des Stationsmilieus ebenso in den Fokus wie die Ermöglichung von Rückzug und Privatsphäre für Patient*innen (z. B. durch mittels Türchips abschließbare Patientenzimmer, Mahler et al. 2024). Im Soteriakonzept ist das therapeutische Milieu ein Kernmerkmal, wichtige Kriterien sind unter https://soteria-netzwerk.de/soteria-kriterien öffentlich zugänglich.

Auf manchen Stationen ist es möglich, erregten Patient*innen in speziellen Räumen die Möglichkeit für einen Rückzug zu geben. Sogenannte »weiche Zimmer«, Rückzugszimmer, »Comfort-Rooms« oder »Multi Sensory Rooms« bieten erregten, ängstlichen, über- oder unterstimulierten Patient*innen die Möglichkeit, sich freiwillig dem Stationsalltag zu entziehen. Diesen Räumen gemeinsam sind freundliche Gestaltung, Polsterelemente oder Ruhesessel, möglicherweise Fototapeten und dimmbares Licht. Möglich ist die Ergänzung um Elemente der »Sensory Modulation«: zuschaltbare Musik, Aromaöle, gewichtete Decken (um sich besser zu spüren) und andere Elemente. Ziel ist die Vermittlung von Sicherheit, Geborgenheit, Entspannung oder angenehmer Stimulation (Krämer & Walter 2019).

Entscheidungen treffen und Aktionsplan erstellen: Manche Dinge lassen sich schnell und einfach realisieren (wie beispielsweise Blumenschmuck oder Neuanstrich), andere brauchen mehr Zeit und sind mit vielen Klärungen oder auch Investitionen verbunden. Für den Aktionsplan werden die Ideen im Stationsteam priorisiert und gewichtet.

Die Patient*innen haben vielfältige und unterschiedlich ausgeprägte Wünsche und Bedürfnisse. Genannt wurden Sicherheit, Freiheit, Rückzug, Orientierung, Selbstbestimmung, Beschäftigung, Privatheit, angemessene Reizsteuerung, Sauberkeit und Ordnung, Ästhetik und Schönheit, Zugänglichkeit von Küche oder Garten, Zugang zu Medien, Aktivierung, (Tages-)Struktur, Reglementierung, Bedürfnis nach einem guten »Miteinander«, nach Angenommen- und Aufgehobensein.

Zu überlegen ist jeweils, (1) wie wichtig diese Aspekte für die Patient*innen sind, (2) inwiefern sie bereits realisiert sind und (3) mit welchem Aufwand sie besser umgesetzt werden könnten. Wenn es beispielsweise aktuell nicht realisierbar ist, die Station gänzlich offen zu führen, so kann vielleicht über eine Reduzierung und Flexibilisierung der Stationsregeln oder interner Beschränkungen mehr Freiheit und Selbstbestimmung ermöglicht werden.

Besondere Aufmerksamkeit dürfen die Gemeinschaftsräume sowie die Isolier- und Fixierzimmer bzw. geschlossen geführte Teilbereiche der Station erfahren.

Die Räume, in denen Zwangsmaßnahmen durchgeführt werden, erlauben in der Regel die Beobachtung des Patienten durch Sichtfenster oder Videoübertragung sowie die Aufnahme verbaler Kontakte. Solche Räume müssen sicher sein und dürfen keine Verletzungsrisiken bergen. Eine wohnliche, ansprechende Gestaltung

schafft ein positives Umfeld für die betroffenen Patient*innen (Krämer & Walter 2019). Dringend geboten ist eine Uhr, damit der betroffene Patient sich orientieren kann (DGPPN 2019 b). Positive Erfahrungen gibt es mit der eingebauten Medienwand in Isolierzimmern, welche den isolierten Patient*innen die Möglichkeit bietet, sich abzulenken und zu beschäftigen und (je nachdem: mit dem Team, mit Angehörigen, mit Dritten) zu kommunizieren (Krämer & Walter 2019).

Während des Aufenthalts auf akutpsychiatrischen Stationen sind die Patient*innen in einer nicht selbst gewählten Gemeinschaft. Mit individualisierten Türchips verschließbare Patientenzimmer ermöglichen den Patientinnen und Patienten Rückzug und Sicherheit, wenn sie es brauchen. Stationsteams berichten regelhaft von sehr positiven Erfahrungen, sobald diese Option angeschafft wird. Auch die »Planungshilfe deeskalierende psychiatrische Akutstationen« (Bramesfeld et al. 2021) plädiert für diese Schließsysteme.

Monitoring, Evaluation und Nachhaltigkeit

Fragen rund um Raumgestaltung und Milieu könnten im Alltag einer Akutstation schnell untergehen. Gut geklärte Meilensteine wie auch der Aktionsplan mit festen Terminen für einzelne Realisierungen müssen verabredet und geprüft werden. Dafür sollte mindestens eine Person im Team verantwortlich sein. Auch bei Investitionsanträgen oder baulichen Veränderungen dürfte es sinnvoll sein, dass eine Person regelmäßig den Sachstand abfragt.

Der Aktionsplan sollte allen Mitarbeitenden zugänglich und bekannt sein, dann können alle auf die Einhaltung achten und ihren eigenen Anteil an der Realisierung beisteuern.

Für die inhaltliche Evaluation sollten die Befragungen von Patient*innen und von Mitarbeitenden immer wieder neu durchgeführt werden, mindestens einmal jährlich. Die Ergebnisse fließen ein in die Aktualisierung und Fortschreibung des Aktionsplans.

Für eine nachhaltige Umsetzung kann es sinnvoll sein, Aktualisierungen des Aktionsplans mit fest wiederkehrenden Themen (wie die jährliche Investitionsplanung oder Stationsbegehungen) zu verbinden. Auch die Benennung von »Milieubeauftragten« hilft die Nachhaltigkeit zu gewährleisten.

Für die Rolle der Milieubeauftragten lassen sich sicher interessierte Personen finden, v. a. wenn diese Personen passende Fortbildungen machen dürfen oder andere Einrichtungen besuchen können. Sinnvoll ist, diese Rolle an zwei bis drei Personen zu vergeben; aufgrund ihrer hohen Präsenz wäre es sinnvoll, dass mindestens eine Pflegefachperson dabei ist. Die Milieubeauftragten achten nicht nur auf die Umsetzung des Aktionsplans und die regelmäßigen Evaluationen, sondern gleichen fortlaufend den Stationsalltag mit milieutherapeutischen Zielen und Möglichkeiten ab.

Zusammenfassung

Einen Aktionsplan für eine aggressionsmindernde Gestaltung von Räumlichkeiten und Milieu zu erstellen und umzusetzen, kann ein kreativer Prozess sein. Gleichzeitig sind die Mitarbeitenden eingeladen, Strukturen, Regeln, Haltungen, Stile und Abläufe auf der Station zu reflektieren. Die Wünsche, Belange und Vorschläge der Patient*innen zu erfassen, trägt zum Perspektivwechsel bei und ist impulsgebend. Im Vorfeld sind vor allem die wirtschaftlichen Handlungsräume gut abzustimmen. Ebenso wichtig ist es, klare Aufgaben und Verantwortlichkeiten für die Realisierung von Veränderungen zu delegieren.

Empfehlung 9: Risikoeinschätzung

Führen Sie eine Risikoerkennung mit der Brøset Violence Checklist (BVC) oder einem anderen Instrument bei allen Risikopatienten nach klinischer Einschätzung ein und stellen Sie sicher, dass daraus auch klinische Konsequenzen erfolgen.

Dorothea Sauter, Gernot Walter, Felix Bühling-Schindowski, Julia Junghanss

Die Brøset Violence Checklist (im Folgenden BVC) oder ähnliche Instrumente dienen der kurzfristigen Risikoeinschätzung bei möglicherweise gewaltbereiten Patient*innen auf Akutstationen. Das Risiko wird anhand der BVC bei allen neu aufgenommenen Patient*innen direkt bei Aufnahme und dann in den ersten drei Tagen sowie bei erhöhtem Erregungsniveau eingeschätzt. In der Regel führen Mitarbeitende des Pflegedienstes in der Früh- und Spätschicht diese Erfassung durch. Wird bei bestimmten Patient*innen ein hohes oder sehr hohes Risiko für eine Gewalttätigkeit festgestellt, so erfolgt umgehend eine Information an die anwesenden Kolleg*innen sowie den ärztlichen Dienst. Interventionen zur Entlastung der Patientin oder des Patienten oder zur Deeskalation werden anhand der Maßnahmenliste auf dem BVC-Formular abgestimmt und werden unmittelbar umgesetzt und dokumentiert.

Die Empfehlung zur Risikoerkennung wird im PreVCo-Rating mit 9 Punkten bewertet, wenn folgende Kriterien erfüllt sind:
Der Risikoeinschätzungsbogen ist eingeführt und wird regelmäßig ausgefüllt. Erhöhte Risiko-Scores führen regelhaft zu individualisierten deeskalierenden und präventiven Interventionen.

Hintergrund

Aggressives Verhalten geht im psychiatrischen Kontext (und sofern es keine instrumentelle Aggression ist) meist mit gesteigerter motorischer und vegetativer Erregung, intensiven Emotionen (Wut und Ärger) sowie entsprechenden verbalen oder psychomotorischen Äußerungen einher (Mavrogiorgou & Juckel 2015).

Die 1998 in Norwegen entwickelte BVC erfasst sechs Verhaltensweisen, die mit je einem Punkt bewertet werden:

- Verwirrung
- Reizbarkeit
- Lärmen
- körperliches Drohen
- verbales Drohen
- Angriffe auf Gegenstände

Die BVC findet für eine kurzfristige, 24-stündige Vorhersage drohenden aggressiven Verhaltens international Anwendung. Es gibt auch andere Risikoeinschätzungsinstrumente, doch gilt die BVC als gut akzeptiert, einfach anzuwenden und damit leicht implementierbar, und sie ist am besten beforscht (Dickens et al. 2020). Die BVC hat eine zufriedenstellende Güte und zeigt Risikopatientinnen und -patienten verlässlich an (Meehan et al. 2016; Vaaler et al. 2011; Partridge & Affleck 2018). Sie wurden von Abderhalden et al. (2008) ins Deutsche übersetzt und um eine subjektive Risikoeinschätzung ergänzt (BVC-CH). Mit dieser Version wird im Allgemeinen im deutschsprachigen Raum gearbeitet. Für einen Zeitraum von 24 Stunden ermöglicht die BVC-CH eine zufriedenstellende Vorhersage (Rechenmacher et al. 2014). Für eine subjektive Einschätzung wird ein Schieber zwischen »kein Risiko« und »sehr hohes Risiko« eingestellt und der dazugehörige numerische Wert abgelesen. Der BVC-Schieber umfasst Einschätzungen zwischen diesen eingestellten Risikograden und liefert Zahlenwerte zwischen 0 und 6 Punkten. In diesen Wert fließen das persönliche Gefühl, Vorkenntnisse über die Patient*innen, die aktuelle Situation auf der Station und Ähnliches ein. Auf der BVC-CH können zwischen 0 und 12 Punkten erzielt werden.

Die Anwendung der BVC oder BVC-CH reduziert das Vorkommen von Aggressionsereignissen und Zwangsmaßnahmen (Abderhalden et al. 2008; van de Sande et al. 2011; Vaaler et al. 2011; Hvidhjelm et al. 2023), was auf die angebotenen präventiven und deeskalierenden Maßnahmen zurückzuführen sein dürfte (van de Sande et al. 2011). Die BVC findet seit knapp dreißig Jahren international Anwendung. Sie wird als aufwandsarm in der Durchführung und hilfreich in der Praxis erlebt (Hvidhjelm et al. 2023). Die S3-Leitlinie empfiehlt die strukturierte Risikoeinschätzung auf allgemeinpsychiatrischen Stationen mit Empfehlungsgrad A (DGPPN 2019b)

Ziele und Nutzen

Den meisten Gewaltsituationen auf psychiatrischen Stationen gehen Phasen steigender Erregung und wachsender Eskalation voraus. Je niedriger das Erregungsniveau, desto erreichbarer und zugänglicher ist der Patient; je höher die Eskalationsstufe, desto geringer die Chance auf gelingende Deeskalation. Die regelmäßige und strukturierte Risikoeinschätzung möglicherweise gefährdeter Patient*innen erlaubt die kurzfristige Prognose des Risikos der Gewalttätigkeit. Dadurch wird *vor* der möglichen Eskalation erkannt, dass deeskalierende Interventionen wichtig und dringlich sind. Die Wahrscheinlichkeit steigt, dass zu den erregten Patient*innen ein Kontakt hergestellt werden kann und ein entlastendes oder entaktualisierendes Angebot möglich ist.

Da zu festgelegten Zeitpunkten die Risikoeinschätzungen vorgenommen und kommuniziert werden, gehen diese im Alltag nicht unter (Ketelsen & Walter 2019).

Höhere Werte (≥ 7 bei der BVC-CH) sollen unmittelbar im Team kommuniziert werden, um innerhalb des Teams die Aufmerksamkeit für die betreffenden Risikopatientinnen und -patienten zu erhöhen.

Im nächsten Schritt sollen auf ein erkanntes Gewaltrisiko unmittelbar gewaltpräventive Maßnahmen folgen, die am besten interprofessionell abgestimmt sind. Das Formular BVC-CH enthält bereits vorformulierte Empfehlungen, die patientenspezifisch angekreuzt oder ergänzt werden können. Die im Formular angelegten Maßnahmen könnten stationsbezogen angepasst werden (s. u., S. 136). Durch diese Abstimmungen im Team verbessert sich der berufsgruppenübergreifende Austausch für den Umgang mit herausfordernden Situationen (Ketelsen & Walter 2019).

Erfahrungen der teilnehmenden Stationen

Wenige Wochen nach der Einführung der Brøset-Violence-Checklist (BVC; inklusive EvA-Formular plus Anleitung nach Needham 2020) berichteten viele Teams, dass sie sich deutlich sicherer in der Einschätzung möglicherweise aggressionsbereiter Patient*innen fühlten. Die gezieltere Beobachtung bewirkte eine geschärfte Wahrnehmung. Dabei waren nicht nur unerfahrene Mitarbeitende sehr dankbar für diese konkrete Hilfe. Auch langjährig erfahrene Mitarbeitende gaben an, dass sie durch die Anwendung der BVC profitierten, weil sie ihr subjektives Gefühl objektivieren konnten.

Da Patient*innen mit Gewaltrisiko frühzeitiger angesprochen wurden, fiel es leichter, aktiv auf diese zuzugehen. Einzelne Mitarbeitende berichteten, dass sie sich dadurch im Umgang mit den Patient*innen sicherer fühlten und so viel eher auch schwierige Patient*innen ansprachen.
Ein weiterer enormer Profit der Anwendung der BVC schien zu sein, dass die professionsübergreifende Zusammenarbeit im Umgang mit schwierigen Patient*innen deutlich reibungsärmer verlief. Bezüglich des Bedrohungslevels hatten die Teams nun eine einheitliche Sprache. Die kurze Abstimmung bezüglich Interventionen oder Angeboten für Patient*innen mit höheren Werten führte zu kohärentem Verhalten zwischen den Berufsgruppen und den Mitarbeitenden, was in diesen heiklen Situationen Sicherheit und Orientierung für alle Beteiligten bot.
Auch rechtliche Aspekte waren für die Teams relevant, Hintergründe für mögliche Zwangsmaßnahmen sind gut dokumentiert und sichtbar.

Von der Theorie in die Praxis

Die BVC-Anwendung sieht vor, dass bei jedem neu aufgenommenen Patienten die Risikoeinschätzung anhand des Formulars durchgeführt wird und dann in den ersten drei Folgetagen jeweils vormittags und nachmittags eine erneute Evaluation erfolgt, sodass insgesamt sechs bis sieben Einschätzungen vorliegen. Wenn in diesem Zeitraum ein Wert ≥ 7 war, dann wird die Einschätzung für einen längeren Zeitraum fortgesetzt. Und die BVC wird erneut angewendet, wenn ein Patient im Behandlungsverlauf unruhig und erregt ist.
Viele Teams haben feste Zeiten vor- und nachmittags (am besten in der Mitte der Schicht), an denen eine Person alle Einschätzungen vornimmt. Abhängig von der Anzahl der Neuaufnahmen dauert dies ca. 10 – 15 Minuten. Hohe Werte müssen in geeigneter Form für alle Mitarbeitenden sichtbar angezeigt werden (z. B. über einen Punkt an der Stecktafel oder einen Reiter in der elektronischen Akte).
Das Wichtigste beim Einsatz der BVC-CH ist, dass festgestellte Risiken (7 oder mehr Punkte) umgehend im multiprofessionellen Team bzw. mit dem ärztlichen und dem Pflegedienst besprochen werden – und dass dann umgehend reagiert wird. Die im Dokumentationsformular der BVC vorgeschlagenen Interventionen werden patienten- und situationsbezogen angepasst oder ergänzt. Die Patient*innen werden angesprochen, ihnen werden gezielte, individuelle Maßnahmen angeboten.

In manchen Teams prüfen Stationsärztinnen und -ärzte morgens, wenn sie auf die Station kommen, sowie nachmittags, bevor sie die Station verlassen, alle BVC-Werte der Patient*innen und klären, ob unmittelbar Interventionen erwogen und abgestimmt werden müssen. In diesem Fall werden zusätzlich alle Patient*innen mit Werten ≥ 10 unmittelbar dem behandelnden Arzt oder der Ärztin vom Dienst gemeldet.
Bevor die BVC in dieser Form genutzt werden kann, sind Vorarbeiten erforderlich: Die Mitarbeiter*innen sind zu schulen und gegebenenfalls zu motivieren, das Formular muss bereitgestellt und im Abschnitt Interventionen angepasst werden.

Zu erwartender Aufwand der Implementierung:

Finanzieller Aufwand	0 – + (abhängig davon, ob die elektronische Form genutzt wird)
Zeitlicher Aufwand	++ – +++ (vor allem in der Einführungsphase sind Schulungen und Absprachen erforderlich, danach werden ca. 5 – 15 min pro Schicht Zeit benötigt)
Personeller Aufwand	+
Schwierigkeitsgrad	+

Voraussetzungen und Einflussfaktoren

Erforderlich ist, dass das Dokument »Risikoerfassung Brøset-Violence-Checkliste« in Papierform oder elektronisch zur Verfügung steht. Für eine elektronische Nutzung sind im Vorfeld durch die Klinikleitung die Nutzungsrechte zu klären (siehe www.frenzs.org). Das Papierdokument kann problemlos genutzt werden (Needham 2020). Für den Teil der subjektiven Einschätzung müssen ein paar »Schieber« verfügbar sein. Das Stück kostet ca. 45 Euro, es ist über die Bestelladresse: moser@puk.zh.ch zu beziehen.

Für eine reibungslose Anwendung der BVC müssen nicht nur alle Pflegenden und Ärztinnen und Ärzte der Station (und am besten alle Mitarbeitenden des Teams) mit dem Instrument vertraut sein. Auch die Ärztinnen und Ärzte vom Dienst sowie Pflegefachpersonen, die auf der Station aushelfen, müssen kundig sein. Die BVC einzuführen ist also ein stationsübergreifendes Thema.

Mögliche Varianten: Neben der BVC gibt es auch weitere Instrumente, die von einzelnen Kliniken oder Teams entwickelt wurden und gerne genutzt werden (ein

Beispiel ist die Ampelrisikoeinschätzung der LWL-Klinik Lippstadt; siehe Gather et al. 2017, S. 105 ff.). Allerdings wurden diese Instrumente weniger intensiv beforscht. Alternative Risikoeinschätzungsskalen können lokal sehr sinnvoll angepasst sein, doch muss es Sicherheit zur Güte und Messgenauigkeit geben. Mögliche falsch negative Ergebnisse (ein vorliegendes Risiko für Gewalttätigkeit wird nicht angezeigt) müssen unbedingt vermieden werden. Wir empfehlen vor einer möglichen Anwendung alternativer Instrumente, deren Messgenauigkeit mit der BVC abzugleichen, indem eine Zeit lang beide Instrumente bei derselben Klientel angewendet und die Ergebnisse abgeglichen werden.

Barrieren und Limitationen: Die BVC ist ein zusätzliches Dokument, in dessen Nutzung alle Teammitarbeitenden geschult sein sollten und das im Alltag konsequent angewendet werden muss. Der Einsatz der BVC erscheint auf allgemeinpsychiatrischen Akutstationen sehr sinnvoll, wenn häufiger erregte oder unfreiwillig aufgenommene Patient*innen versorgt werden. Sofern nur sehr selten Aggressionsereignisse auftreten, ist die Aufmerksamkeit des Teams möglicherweise ohnehin bei jedem erregten Patienten – dann kann der Aufwand-Nutzen-Abgleich gegen das Dokument sprechen. Zum Einsatz auf Suchtstationen oder Gerontostationen liegen insgesamt nur wenige Befunde vor.

Die BVC muss berufsgruppenübergreifend und konsequent umgesetzt sein. Wenn zwar die Einschätzungen erfolgen, aber diese nicht zu entsprechenden Interventionen führen, dann ist das nicht nur frustrierend für die Anwendenden, sondern auch fahrlässig.

Förderfaktoren: Sehr unterstützend sein dürfte, wenn mehrere Akutstationen einer Klinik die BVC gleichzeitig einführen. Ein Austausch mit Teams, die bereits mit der BVC arbeiten, kann hilfreich sein, um Bedenken zu zerstreuen.

Die Empfehlung passt zu psychiatrischen Teams, wenn

- **häufiger Aggressionsereignisse vorkommen oder insgesamt viele herausfordernde Patient*innen zu versorgen sind;**
- **im Team Unsicherheit bezüglich der Palette und Auswahl von gewaltpräventiven Interventionen besteht;**
- **viele unerfahrene Mitarbeiter*innen im Team sind;**
- **die Reflexion früherer Interventionen und präventives Handeln erforderlich sind oder das Handeln berufsgruppenübergreifend besser abgestimmt sein soll;**

- **die Berufsgruppen Pflegedienst und ärztlicher Dienst sich verpflichten, das Instrument umfänglich anzuwenden.**

Implementierungsschritte

Alle Mitarbeiter*innen des Pflegeteams und des ärztlichen Teams der Station müssen in der BVC geschult sein, für alle anderen Teammitglieder ist diese Schulung wünschenswert. Um den Zweck, die Hintergründe und Erkenntnisse der BVC vorzustellen, das Formular im Detail zu besprechen und Fragen zu diskutieren, sollten 45 bis 60 Minuten angesetzt werden. Vertiefende Informationen bieten die Websites www.frenzs.org und www.risk-assessment.no. Weiterhin ist wichtig, dass alle Mitarbeitenden des ärztlichen Dienstes der Abteilung bzw. Klinik zur BVC Bescheid wissen und die Werte einordnen können, wenn sie als Arzt oder Ärztin vom Dienst aufgrund hoher BVC-Werte hinzugezogen werden. Dass auf der Station aushelfende Mitarbeiter*innen sich mit der BVC auskennen, kann nicht immer erreicht, sollte aber angestrebt werden. Für teamexterne Mitarbeiter*innen ist eine schriftliche – im Dienstzimmer und im Intranet schnell verfügbare – Kurzinformation hilfreich (siehe »Risikoerfassung Brøset-Violence-Checkliste« ⤓). Bei Offline-Anwendung sollte das Papierdokument in ausreichender Menge verfügbar sein.

Die Anwendung der BVC erfordert eine gemeinsame Haltung im multiprofessionellen Team bezüglich des Umgangs mit Aggression und Gewalt. Eine Entscheidung für die Einführung kann dem Team helfen, zu einer gemeinsamen Haltung zu kommen. Mögliche Widerstände gegen ein gemeinschaftliches Vorgehen müssen jedoch im Vorfeld aufgelöst werden, sonst wird die konsequente Umsetzung der BVC nicht realisierbar sein.

Absprachen zur Umsetzung: Im Vorfeld (und bei Bedarf auch fortlaufend) muss teamintern gut abgestimmt sein, welche Werte wann wem kommuniziert werden und was bei höheren Werten konkret geschieht. Häufig ist die Regel, dass Werte ≥ 7 sofort im Pflegeteam berichtet werden und bei Werten ≥ 10 unmittelbar der ärztliche Dienst informiert wird.

Wir empfehlen, dass Werte ≥ 7 immer zeitnah im Pflegeteam besprochen und dem ärztlichen Dienst mitgeteilt werden. Dann können auch die Interventionen für die betroffenen Patient*innen gemeinsam abgestimmt werden.

Weiterhin sollte gemeinsam geprüft werden, ob im Abschnitt »Interventionen« im BVC-Dokument klinik- oder stationsspezifische Änderungen, Begriffsanpassungen oder Ergänzungen vorgenommen werden sollten. In jedem Fall müssen im Dokument patientenspezifische Maßnahmen ergänzt werden.

Im Team muss geklärt sein, ob und wie Patient*innen mit Werten ≥ 7 sichtbar gemacht werden – beispielsweise durch einen Stecker oder Magneten an der Infowand im Dienstzimmer oder Ähnlichem. Abgesprochen sein muss, welche und wie viele Patient*innen täglich eingeschätzt werden.

Für neu aufgenommene Patient*innen sieht das BVC-Papierformular Einschätzungen für die ersten drei Tage vor. Bei elektronischer Erfassung kann eine Erinnerung für das Scoring dieser Patient*innen programmiert werden. Wenn Patient*innen wegen erhöhter Werte in den Aufnahmetagen oder aufgrund von Anzeichen für wachsende psychomotorische Erregung erneut täglich gescort werden sollen, so sollten diese Patient*innen an einer Stecktafel oder über ein elektronisches Reitersystem visualisiert werden.

Bei Werten ≥ 7 sollten im Idealfall zwischen einer Pflegefachperson und der behandelnden Ärztin zeitnah Absprachen zu den Interventionen erfolgen; diese werden auf dem BVC-Formular festgehalten.

Probeläufe: Um Sicherheit in der Anwendung der BVC zu gewinnen, ist es sinnvoll, an verschiedenen Tagen in einer kleinen Gruppe von Mitarbeitenden die Patient*innen der Station einzuschätzen. Alternativ können parallele Einschätzungen durch mehrere Personen erfolgen und man gleicht anschließend die Werte miteinander ab. Damit wird die sogenannte Interrater-Reliabilität geprüft. Es wird untersucht, ob alle, die denselben Patienten einschätzen, auch zu ähnlichen Werten kommen. Unserer Erfahrung nach ist die weitgehend homogene Einschätzung der sechs Kriterien unproblematisch. Bei den Angaben zur subjektiven Einschätzung gibt es eher Unterschiede zwischen den Mitarbeitenden. Beispielsweise sind Berufsanfänger*innen häufig unsicherer und gelangen zu tendenziell höheren Werten. Das schmälert nicht die Bedeutung dieser Skala, denn auch die Unsicherheit der Mitarbeitenden ist ein ausreichender Anlass, bezüglich des betroffenen, möglicherweise gewaltbereiten Patienten teamintern Absprachen zu treffen.

Starttermin und Umsetzung: Der gemeinsame Beginn der Anwendung der BVC sollte bereits bei den Schulungen benannt sein. Sinnvoll sind ca. vier Wochen nach der ersten Informationsveranstaltung. Die regelhafte Anwendung der BVC sollte am Wochenbeginn starten, weil das Team einige Tage damit Erfahrungen sammeln kann, bevor die Umsetzung mit der Wochenendbesetzung gewährleistet werden muss.

Ab dem genannten Datum werden die Neuaufnahmen und Risikopatient*innen eingeschätzt. Es kann sinnvoll sein, in der Anfangsphase diese Einschätzung mit zwei Pflegefachpersonen durchzuführen.
Ab dem genannten Zeitpunkt muss bei Werten ≥ 7 eine Information gemäß den teaminternen Absprachen erfolgen, damit Interventionen geplant werden können. Sehr häufig kann es sinnvoll sein, den betreffenden Patient*innen direkt zu fragen, welche Angebote zur emotionalen Entlastung beitragen könnten.
Neben der Dokumentation der Werte und der gegebenenfalls geplanten Interventionen ist die aussagefähige Verlaufsdokumentation wichtig, damit die Wirkung der Intervention nachvollzogen werden kann.

In der Anfangszeit sollte im Team viel kommuniziert werden zum Umgang mit der BVC wie auch zu höheren Werten und zu durchgeführten Interventionen. Beispielsweise könnten bei jeder Übergabe eine Zeit lang explizit alle Erfahrungen im Kontext BVC thematisiert werden. Der gemeinsame Austausch erhöht die Sicherheit der Mitarbeitenden.

Monitoring, Evaluation und Nachhaltigkeit

Die Anwendung der BVC wird mit jedem Tag einfacher und selbstverständlicher. Daher ist ein sorgsames Nachhalten der Umsetzung vor allem in der ersten Zeit wichtig. Stationsleitungen und Oberärzt*innen sollten in Zusammenarbeit mit der Abteilungsleitung in den ersten Wochen täglich prüfen, ob alles zur Zufriedenheit läuft und mögliche Probleme der Anwendung sofort thematisieren. In Teambesprechungen können gemeinsame Lösungen entwickelt werden.

Es kann Mitarbeitenden viel Unsicherheit nehmen, wenn mit Festlegung des Startdatums kommuniziert wird, wer bei möglichen Umsetzungsschwierigkeiten angesprochen werden kann und in welchen Zeiträumen BVC-Fragen in Teambesprechungen thematisiert werden.

Wir erachten es als sinnvoll, dass die Abteilungsleitung in regelmäßigen Abständen (z. B. in den ersten drei Monaten monatlich, dann vierteljährlich) kontrolliert, ob die BVC konsequent in allen Schritten angewendet wird.
Eine vorab geplante Evaluation sollte eine Analyse der Daten zu Aggressions- und Zwangsmaßnahmen (vergleiche Empfehlung 1) beinhalten. Weiterhin gilt es in definierten Abständen (z. B. nach drei Monaten, dann jährlich), die Zufriedenheit der Mitarbeiter*innen mit der Anwendung der BVC zu erfragen.

Mit den Monaten oder Jahren können sich nachlässige Praktiken bei der Anwendung der BVC einschleichen. Wenn der Feststellung eines erhöhten Risikos aus welchen Gründen auch immer keine Interventionen folgen, dann richtet die BVC mehr Schaden als Nutzen an!

Die nachhaltige Umsetzung dürfte kein Problem sein, wenn die Mitarbeiter*innen des Pflegedienstes und ärztlichen Dienstes die Vorteile in der BVC-Anwendung benennen. Wenn Sie diese Vorteile nicht erkennen, sind entsprechende und ergebnisoffene Analysen im Team erforderlich.

Zusammenfassung

Viele Teams wenden die BVC sehr gern, teilweise regelrecht begeistert an. Nach der Einführung zeigt sich vielerorts, dass die Mitarbeiter*innen frühzeitiger und wirksamer deeskalieren und dass innerhalb der Teams mehr Übereinstimmung bezüglich des Umgangs mit möglicherweise gewaltbereiten Patient*innen besteht.

Empfehlung 10: Erstellung von Behandlungsvereinbarungen

Empfehlen Sie allen Patient*innen nach der Durchführung einer Zwangsmaßnahme die Erstellung einer Patientenverfügung oder bieten Sie ihnen eine Behandlungsvereinbarung zur Verhinderung weiterer Zwangsmaßnahmen an.

Julia Junghanss, Dorothea Sauter, Felix Bühling-Schindowski, Lieselotte Mahler

Patientenverfügungen sind einseitige Wissenserklärungen, in denen Betroffene in Phasen der Entscheidungs- und Geschäftsfähigkeit Aussagen zur Behandlung treffen für Situationen, in denen sie nicht selbstbestimmt handeln und entscheiden können. Sie werden von Betroffenenorganisationen vor allem für den ambulanten Bereich ausdrücklich empfohlen.

Behandlungsvereinbarungen sind verschriftlichte, von zwei Seiten gemeinsam getroffene Absprachen. Behandelnde Fachpersonen und Patient*innen besprechen in Phasen der Entscheidungs- und Geschäftsfähigkeit gemeinsam, wie die Fachpersonen in möglichen akuten Krisen und in Phasen eingeschränkter Selbstbestimmungsfähigkeit reagieren sollen. Die für die Klinik unterzeichnenden Fachpersonen (oft Oberärzt*in und Stationsleitung) verbürgen sich mit ihrer Unterschrift für die Einhaltung der Absprachen.

Die Empfehlung wird im PreVCo-Rating mit 9 Punkten bewertet, wenn folgende Kriterien erfüllt sind:

- **Ein standardisiertes Formular für Behandlungsvereinbarungen zur Vermeidung künftiger Zwangsmaßnahmen ist vorhanden, allen betroffenen Patient*innen wird dies nach Beendigung einer Zwangsmaßnahme im Rahmen der Nachbesprechung angeboten, die Patient*innen erhalten eine Ausfertigung der Vereinbarung.**
- **Es ist gewährleistet, dass die Vereinbarung allen Mitarbeitenden bekannt ist und sie ist in der Akte der Patient*innen auffindbar. Ein Vorgehen für die Aktualisierung ist etabliert (z. B. bei Wiederaufnahmen nach jeder erneuten**

Zwangsmaßnahme oder wenn die Vereinbarung älter ist als fünf Jahre). Es werden mehr als etwa zehn Vereinbarungen jährlich abgeschlossen.

Hintergrund

Behandlungsvereinbarungen sind »schriftliche Vereinbarung[en] zwischen einer psychiatrischen Institution (meist Klinik) und Patient*innen, die sich auf die Modalitäten eventueller zukünftiger Behandlungen bezieh[en]« (DGPPN 2019b, S. 11). Das Konzept der Behandlungsvereinbarungen stammt aus den angelsächsischen Ländern, wo diese im Vergleich zu Deutschland gängiger eingesetzt werden. Die Studienlage zum Effekt von Behandlungsvereinbarungen auf die Reduktion von Zwang und Gewalt ist noch unvollständig und teilweise widersprüchlich. Eine ältere, randomisiert kontrollierte Studie in Großbritannien konnte zeigen, dass sowohl Zwangseinweisungen als auch Zwangsbehandlungen durch das Abschließen von Behandlungsvereinbarungen reduziert werden konnten (Henderson et al. 2004). In der ebenfalls in Großbritannien durchgeführten randomisiert kontrollierten CRISMON-Studie konnte ein positiver Effekt von Behandlungsvereinbarungen hingegen nur auf die therapeutische Beziehung, nicht aber auf Zwangseinweisungen oder die Dauer einer Zwangsunterbringung nachgewiesen werden (Thornicroft et al. 2013).

Auch durch Patientenverfügungen werden gewünschte bzw. abgelehnte therapeutische Maßnahmen schriftlich festgehalten. Im Unterschied zu Behandlungsvereinbarungen werden diese nicht zwischen Klinik und Betroffenen gemeinsam geschlossen, sondern durch die Betroffenen selbst festgelegt.

Sowohl Patientenverfügungen als auch Behandlungsvereinbarungen müssen im einwilligungsfähigen Zustand geschlossen werden. Bei Behandlungsvereinbarungen wird die Einwilligungsfähigkeit durch die Unterschrift der Fachärztin für Psychiatrie bestätigt. Bei Patientenverfügungen ist eine fachärztliche Bescheinigung der Einwilligungsfähigkeit nicht zwingend erforderlich; im Zweifel ist vom Behandlerteam das Betreuungsgericht hinzuzuziehen (DGPPN Praxisempfehlung Patientenverfügung und psychische Erkrankung vom 16.05.2023). Die festgelegten Maßnahmen in Patientenverfügungen und in Behandlungsvereinbarungen sind rechtlich bindend. Eine Ausnahme bilden akut fremdgefährdende Situationen im Rahmen einer psychischen Erkrankung. Auch in diesem Fall sollte die Patientenverfügung bzw. Behandlungsvereinbarung eingehalten werden. Sollte jedoch aufgrund der Wahrung der Rechte Dritter eine bestimmte

Maßnahme nicht einzuhalten sein (z. B. die Ablehnung eines Medikaments oder einer Unterbringung), ist dies rechtlich möglich (BVerfG, Beschluss des Zweiten Senats vom 08. Juni 2021, 2 BvR 1866/17, 2 BvR 1314/18).
Behandlungsvereinbarungen und Patientenverfügungen stellen einen wichtigen Bestandteil einer beziehungsorientierten Behandlung dar. Sie werden trotz heterogener Studienlage in Bezug auf die Reduktion von Zwangsmaßnahmen insbesondere aufgrund des positiven Effektes auf die therapeutische Beziehung und aufgrund des verbreiteten Patientenwunsches von vielen Fachpersonen und auch in der S3-Leitlinie zur Verhinderung von Zwang und Gewalt empfohlen. (DGPPN 2019b, Rixe et al. 2023).
Da Behandlungsvereinbarungen im Gegensatz zu Patientenverfügungen eine Mitbeteiligung der Behandler*innen beinhalten und sich dieses Handbuch an psychiatrische Teams richtet, wird im Folgenden der Fokus auf die Erstellung von Behandlungsvereinbarungen gelegt.

Ziele und Nutzen

Behandlungsvereinbarungen verfolgen folgende Hauptziele:

- Gewährleistung einer partizipativen, patientenorientierten und möglichst selbstbestimmten Behandlung auch in akuten und schweren psychischen Krisen.
- Stärkung des Vertrauens in psychiatrische Behandlungsteams. Zur Vertrauensbildung tragen die Transparenz und Verbindlichkeit bei, aber auch der offene Dialog über die Krisensituation: Wenn abgestimmt werden kann, dass die Klinik bzw. das Behandlungsteam von Patient*innen vehement abgelehnte Behandlungen oder Maßnahmen nicht zur Anwendung bringt, kann dies Ängste abbauen.
- Vorbeugung von Gewalt und Zwangsmaßnahmen durch sorgfältige gemeinsame Abwägung der Risiken sowie gemeinsame Entwicklung von präventiven Interventionsmöglichkeiten in akuten Krisen.
- Neben Zwangsmaßnahmen während der Behandlung sollen unfreiwillige Aufnahmen reduziert werden. Die Verringerung von Ängsten und Misstrauen gegenüber der Klinik kann es für Betroffene leichter machen, bei beginnenden Krisen frühzeitiger Hilfen in Anspruch zu nehmen.

Folgende Inhalte finden sich sinnvollerweise in einer Behandlungsvereinbarung (Borbé 2016):

- die Wiederaufnahme auf einer bestimmten Station;

- die Festlegung von Medikamenten, welche gegeben bzw. nicht gegeben werden sollen;
- die Information nahestehender Personen über den Klinikaufenthalt;
- die Beschreibungen von Deeskalationsmaßnahmen, die vor dem Einsatz von Zwangsmaßnahmen versucht werden sollten;
- die Kontaktdaten einer Vertrauensperson, welche im Falle einer Aufnahme informiert werden soll.

Behandlungsvereinbarungen sollen vor allem Patient*innen, die unfreiwillig aufgenommen wurden, oder die während der Behandlung Zwangsmaßnahmen erlitten haben, angeboten werden.
Behandlungsvereinbarungen werden mit den Patient*innen dann getroffen, wenn die krisenhafte Situation besprechbar und reflektierbar ist. Dafür muss ein zeitlicher Abstand zum Krisenereignis gegeben sein. Noch besser ist der Abschluss nach Beendigung der Behandlung, wenn kein Abhängigkeitsverhältnis zwischen Behandlerteam und Patient*innen mehr gegeben ist. Sinnvoll ist, dass die stationsverantwortliche oberärztliche Leitung und die pflegerische Stationsleitung in den Prozess involviert sind; denn sowohl die ärztliche Seite (juristische Verantwortungstragende) als auch die Pflege (rund um die Uhr auf Station und verantwortlich für eine Gewährleistung der Umsetzung) sollten die Behandlungsvereinbarung mit abzeichnen und sich damit den getroffenen Absprachen verpflichten. Ähnlich wie bei standardisierten Nachbesprechungen von Zwangsmaßnahmen (vgl. Empfehlung 6) profitieren auch die Behandelnden vom Austausch, weil sie für die Bewältigung der Krise und hinsichtlich der Präferenzen des Patienten notwendige Informationen bekommen.

Erfahrungen der teilnehmenden Stationen

Der Umsetzungsgrad von Behandlungsvereinbarungen bzw. schriftlichen Krisenvereinbarungen war sehr heterogen. Vielerorts wurden Behandlungsvereinbarungen als eine Bereicherung für die Behandlungen der Patient*innen wahrgenommen, insbesondere dann, wenn diese langjährig und mehrfach in Behandlung waren. In anderen Teams war das Konzept unbekannt. An vielen Orten wurden große Umsetzungshürden befürchtet. Auf Ebene des Stationsteams konnten schriftliche Krisenvereinbarungen implementiert werden; die Etablierung von Behandlungsvereinbarungen erforderte in der Regel klinikweite Absprachen (v. a. wenn die betroffenen Patient*innen nicht sicher auf der gleichen Station wiederaufgenommen werden).

Ähnlich wie bei Nachbesprechungen von Zwangsmaßnahmen lehnten einige Patient*innen das Angebot einer Behandlungsvereinbarung ab, was von einigen Teams als frustrierend erlebt wurde. Der Aufwand der Implementierung dieser Empfehlung wurde als eher gering empfunden. Wo Genesungsbegleitende in den Stationsteams mitarbeiteten, brachten diese sich sehr gern und engagiert ein und bewarben die Behandlungsvereinbarung bei den Patient*innen. Die Umsetzung hingegen wurde dann als herausfordernd rückgemeldet, wenn im Vorfeld keine engen Absprachen bezüglich der konkreten Vereinbarungen zwischen den Teammitgliedern getroffen worden waren. Positiv war die Erfahrung, dass Patient*innen, die in früheren Behandlungen ausschließlich unfreiwillig zur Aufnahme gekommen waren, jetzt freiwillig behandelt werden konnten.

Von der Theorie in die Praxis

Zu erwartender Aufwand der Implementierung:

Finanzieller Aufwand	-
Zeitlicher Aufwand	+
Personeller Aufwand	+
Schwierigkeitsgrad	+++

Voraussetzungen und Einflussfaktoren

Voraussetzung ist, dass sowohl die Leitung als auch alle Teammitglieder die Arbeit mit Behandlungsvereinbarungen unterstützen und bereit sind, sich an die getroffenen Absprachen zu halten. Im Unterschied zu Patientenverfügungen entstehen Behandlungsvereinbarungen in einem gemeinsamen Aushandlungsprozess zwischen Klinik und Patient*innen. Dass die getroffenen Absprachen verbindlich gelten, ist nicht nur unter ethischen Gesichtspunkten, sondern auch aus rechtlichen Gründen essenziell. Rechtlich gesehen ist eine Behandlungsvereinbarung als genauso verbindlich anzusehen wie eine Patientenverfügung. Daher ist es dringend notwendig, dass nicht nur die Station, sondern die ganze Abteilung einer Institution die Einhaltung von Behandlungsvereinbarungen gewährleisten kann, sodass auch zu Dienstzeiten deren Auffindbarkeit und Einhaltung garantiert ist. Hier ist unbedingt zu beachten, dass dieser Aspekt nicht allein auf Stationsebene umgesetzt werden kann, sondern abteilungsweiter Absprachen bedarf.

Patient*innen sind unbedingt darüber aufzuklären, dass im Fall einer akuten Fremdgefährdung Behandlungsvereinbarungen nur eingeschränkt bzw. unter Umständen nicht berücksichtigt werden können. In diesen Fällen können zur Gefahrenabwehr auch Maßnahmen ergriffen werden (also bestimmte Medikamente oder Zwangsmaßnahmen), welche in der Behandlungsvereinbarung ausgeschlossen wurden. Um solche Fälle für die Patient*innen (im Nachhinein) nachvollziehbar zu machen, empfiehlt sich eine Nachbesprechung der auslösenden Situation und gegebenenfalls auch eine Aktualisierung der Behandlungsvereinbarung.

Diese Empfehlung passt zu psychiatrischen Teams, wenn

- **den Teams »shared decision making« und Patientenorientierung ein Anliegen sind;**
- **eine Behandlungskontinuität besteht, d. h., die Teams Patient*innen behandeln, die von den Teams langfristig begleitet werden;**
- **in der Abteilung stationsübergreifend gute Umsetzungsstrategien realisierbar sind. Alternativ lassen sich stationsintern und bezogen auf die aktuelle Behandlungsphase schriftliche Krisenabsprachen fest etablieren;**
- **die Teams gern interprofessionell arbeiten (Behandlungsvereinbarungen sollten immer mindestens unter Einbezug von pflegerischem und ärztlichen Dienst abgeschlossen werden).**

Implementierungsschritte

Vor der Planung der Implementierung auf Stationsebene sind Abstimmungen auf Klinikebene erforderlich. Hiervon hängt auch die konkrete Planung der Handlungsschritte bezüglich möglicher Zeitfenster und Meilensteine ab. Folgende Elemente sind zu realisieren:
Es existieren gut evaluierte Vorlagen für Behandlungsvereinbarungen ⤓. Diese sollten in ausreichender Menge zur Verfügung stehen.

Aufklärung und Schulung aller Mitarbeitenden: Sie sollte im Vorfeld erfolgen (Inhalte: rechtliche Hintergründe, konkrete Umsetzung, zu erwartender Benefit). Wenn möglich, sollten auch Zuweiser*innen (niedergelassene Fachärzt*innen, Polizei, Sozialpsychiatrischer Dienst, Betreuungsdienste) darüber aufgeklärt werden, dass in der Klinik mit Behandlungsvereinbarungen gearbeitet wird und über die Hintergründe aufgeklärt werden.

Standardmäßiges Angebot einer Behandlungsvereinbarung: Nach erfolgter Zwangsmaßnahme und bei unfreiwilliger Aufnahme sollte allen betroffenen Patient*innen der Abschluss einer Behandlungsvereinbarung angeboten werden, z. B. in der Oberarztvisite oder in der standardisierten Nachbesprechung von Zwangsmaßnahmen. Auch in der Entlassplanung sollte das Angebot einer Behandlungsvereinbarung der von Zwang betroffenen Patient*innen fest verankert sein. Ähnlich wie beim Angebot einer Nachbesprechung von Zwang sollte auch das Angebot einer Behandlungsvereinbarung mehrfach erfolgen. Hierfür ist die Abstimmung eines Prozedere wichtig, wie man schon entlassene Patienten erreichen kann. Ambulante Weiterbehandelnde sollten in den Prozess miteinbezogen werden (z. B. durch einen entsprechenden Hinweis im Entlassbrief).

Die Empfehlung 6, »Standardisierte Nachbesprechung von Zwangsmaßnahmen«, ergänzt sich gut mit der Empfehlung »Behandlungsvereinbarungen«. In einer Nachbesprechung wird anhand der konkreten Situation einer Zwangsmaßnahme im Nachhinein gemeinsam reflektiert, was zur Eskalation geführt hat. Ein wichtiger Bestandteil ist, den Fokus auch darauf zu lenken, was beim nächsten Mal anders gemacht werden könnte, um eine Eskalation bzw. Zwangsmaßnahme zu verhindern. Hier können erste Ideen für eine Behandlungsvereinbarung gesammelt und ein Termin zum Abschluss einer solchen abgestimmt werden.

Behandlungsvereinbarungen sollten multiprofessionell abgeschlossen werden (mindestens unter Einbezug von pflegerischem und ärztlichem Dienst). Stationsleitung und Oberärzt*in sollten die Behandlungsvereinbarung (mit-) unterschreiben.

Eigentlich selbstverständlich, aber sehr wichtig: Es sollten nur Dinge in einer Behandlungsvereinbarung festhalten werden, die (auch bei Aufnahmen außerhalb der Kerndienstzeiten!) eingehalten werden können! Aus diesem Grund ist es notwendig, dass die Absprachen multiprofessionell getroffen werden, denn nur so können die Perspektiven aller Berufsgruppen (mindestens ärztlicher und pflegerischer Dienst) berücksichtigt werden.

Die Absprache »kein Angebot von Medikamenten« erscheint nicht realistisch bei einem Patienten, der wiederholt bei der Polizei aufgrund schwerer psychotischer Krisen mit fremdgefährdenden Fehlhandlungen vorstellig geworden ist. Im Sinne der gegenseitigen Transparenz sollte dies mit dem Patienten offen besprochen werden. Gemeinsam kann nach Alternativen gesucht und gemeinsam können Kompromisse geschlossen werden. Durchaus möglich ist es meistens, innerhalb eines bestimmten Rahmens die Wünsche der Patient*innen zu respektieren: In dem erwähnten Fall wäre ein gemeinsamer Konsens auf »keine Medikamente« nicht möglich, es könnte aber vereinbart werden, *welche* Medikamente dem Patienten in einem akuten Erregungszustand bevorzugt angeboten werden sollten. Es könnte sein, dass dieser Patient »rotsieht«, wenn er das Wort »Haldol« hört. Vielleicht kennt er dieses Medikament aus anderen Akutsituationen und weiß, dass er es nicht verträgt. Im akut psychotischen Zustand ist es ihm vielleicht jedoch nicht möglich, dies zu kommunizieren und er reagiert auf das bloße Angebot sehr erregt, vielleicht sogar mit Gewalt. Allein dieses Wissen kann dazu beitragen, einer Eskalation vorzubeugen. In einer Behandlungsvereinbarung könnte dann beispielsweise festgelegt werden, dass es unter Haloperidol zu schweren Nebenwirkungen kommt und es deshalb nicht verabreicht werden soll. Stattdessen könnte bevorzugt Olanzapin angeboten werden, was für den Patienten eine tragbare Alternative darstellt. Es entsteht so ein besseres Verständnis für den Patienten – auch dann, wenn er sich im akut psychotischen Zustand befindet.

Zusammenfassend ist die Berücksichtigung der Wünsche der Patient*innen ein wichtiges Ziel der Behandlungsvereinbarung. Darüber hinaus stellt oftmals bereits die Erstellung einer Behandlungsvereinbarung zwischen Behandler*in und Patient*in einen wichtigen therapeutischen Prozess dar. Hierbei geht es um einen ernst gemeinten Versuch, sich selbst zu reflektieren, Kompromisse zu finden und schließlich eine gemeinsame, für alle Seiten trag- und machbare Lösung zu finden.

Sowohl die Patient*in als auch die Station erhalten ein Exemplar der Behandlungsvereinbarung. Es muss sichergestellt werden, dass Behandlungsvereinbarungen auffindbar sind (z. B. digital oder in einem Ordner im Stationszimmer).

Bei Wiederaufnahme muss schnell ersichtlich sein, wenn eine Behandlungsvereinbarung vorliegt (z. B. durch entsprechenden Alert im PC-System; dies muss von der IT eingerichtet werden).

Monitoring, Evaluation und Nachhaltigkeit

Behandlungsvereinbarungen werden oftmals mit Patient*innen geschlossen, die wiederholt und manchmal auch über einen langen Zeitraum hinweg in stationäre Behandlung kommen. Daher sollten Behandlungsvereinbarungen regelmäßig gemeinsam mit den Patient*innen reevaluiert und ggf. aktualisiert werden.

Behandlungsvereinbarungen sollten an einem zentralen und für alle Mitarbeitenden zugänglichen Ort aufbewahrt werden, sodass diese auch im Fall von Mitarbeiterwechseln schnell und einfach auffindbar sind. Ferner müssen Behandlungsvereinbarungen auf einfachem Wege digital auffindbar sein, zum Beispiel in der digitalen Patientenakte.

Das Thema Behandlungsvereinbarung sollte regelmäßig im Team besprochen werden (z. B. alle sechs Monate in der Teamsitzung); es sollte erfragt werden, ob Behandlungsvereinbarungen weiterhin allen betroffenen Patient*innen angeboten werden. Im Falle von Hindernissen sollte eine gemeinsame Ursachensuche und -behebung erfolgen (z. B. durch Schulung und Aufklärung, Aktualisierung der Absprachen).

Um die Idee zu bewerben und um den Patient*innen und sich selbst mehr Verbindlichkeit zu geben, ist eine gute Öffentlichkeitsarbeit zu empfehlen. Dies kann z. B. durch entsprechende Hinweise auf der Klinikhomepage, Aushänge im Gesundheitsamt und Schreiben an Betreuungsvereine erfolgen.

Zusammenfassung

Behandlungsvereinbarungen oder schriftliche Krisenabsprachen sind in erster Linie ein vertrauensbildendes Instrument. Damit haben sie ein hohes Potenzial für eine patientenorientiertere Hilfe und Behandlung in der akuten und konflikthaften Krise. Sowohl Patient*innen als auch Behandelnde profitieren gerade in der Krise von mehr Wissen übereinander. Das Fachpersonal findet mehr Handlungsoptionen und kann besser auf mögliche nicht verbalisierbare Bedürfnisse eingehen. Die Patient*innen haben weniger Angst vor ungewollten Behandlungen oder Maßnahmen. Die Behandlungsvereinbarung wirkt darüber hinaus, denn ein verbessertes Vertrauen ist in allen Phasen einer psychiatrischen Behandlung förderlich. Aber ohne eine verbindliche Realisierung der Absprachen kann genau das Gegenteil bewirkt werden. Daher müssen die Unterzeichnenden seitens der Klinik gut überlegen und klar kommunizieren, was möglicherweise nicht gewährleistet werden kann.

Empfehlung 11: Leitliniengerechte Pharmakotherapie

Führen Sie Maßnahmen zur Sicherstellung einer leitliniengerechten Pharmakotherapie ein, orientiert an der S3-Leitlinie in Bezug auf aggressives Verhalten, aber auch den störungsspezifischen anderen S3-Leitlinien (»leitliniengerechte Behandlung der Grunderkrankung«).

Felix Bühling-Schindowski, Julia Junghanss, Dorothea Sauter

Die Sicherstellung der *leitliniengerechten* Pharmakotherapie richtet sich in erster Linie an das ärztliche Personal. Doch Pharmakotherapie ist ein professionsübergreifendes Thema; eine multiprofessionelle Kooperation führt dazu, dass alle die Wirkungen und Nebenwirkungen besser wahrnehmen. Pflegefachpersonen haben viele Aufgaben, u. a. stellen und verabreichen sie die Medikamente, fördern die Adhärenz, antworten auf die Fragen der Patient*innen, entscheiden über die Verabreichung bei Bedarf, befähigen zur selbstständigen und verlässlichen Einnahme, beraten zum Umgang mit unerwünschten Wirkungen und anderes mehr – und das rund um die Uhr (Schädle-Deininger & Müller 2023; Schirmer 2020).

Die leitliniengerechte Pharmakotherapie soll nicht nur hinsichtlich der Behandlungsempfehlungen für die Therapie aggressiven Verhaltens (DGPPN 2019 b) gelten. Vielmehr soll auch die »Grunderkrankung« leitliniengerecht behandelt werden. Es geht also um die Anwendung aller gültigen Leitlinien für psychische Erkrankungen! Damit handelt es sich um eine regelmäßige und umfassende Fortbildung an den zahlreichen Einzelfällen zum Thema der leitliniengerechten Pharmakotherapie – eine typische Aufgabe für Oberärztinnen und -ärzte und Chefärzte und -ärztinnen. Sie können so eine hohe Expertise eines psychiatrischen Teams in diesem Gebiet aufbauen. Weitere Aspekte der vorliegenden Empfehlung sind den Blick für Wechselwirkungen von Medikamenten zu schärfen und Dosisanpassungen im Rahmen somatischer Erkrankungen im Blick zu haben.

Die Empfehlung zur Pharmakotherapie wird im PreVCo-Rating mit 9 Punkten bewertet, wenn folgende Kriterien erfüllt sind:
Eine Überprüfung der Leitlinienkonformität der Behandlung findet in strukturierter Form regelmäßig statt, z. B. einmal im Monat im Rahmen der Visite bei jeder Patient*in. Alle pharmakologischen Behandlungen bezüglich aggressiven Verhaltens erfolgen leitlinienkonform. Nicht leitlinienkonforme Medikation wird ausnahmslos explizit begründet.

Hintergrund

Die Leitlinie zur Verhinderung von Zwang und Therapie aggressiven Verhaltens basiert auf einer umfassenden und systematischen Literaturrecherche zur Anwendung aller Arten von Psychopharmaka bei aggressivem Verhalten, wie es bei den verschiedensten psychischen Störungen auftreten kann.
Viele Patient*innen, die auf akutpsychiatrischen Stationen behandelt werden, nehmen zum Zeitpunkt der Aufnahme keine (Psycho-)Pharmaka ein. Häufige Erklärungen dafür sind, dass sie erstmalig in psychiatrischer Behandlung sind oder zuvor eingenommene Medikamente aus unterschiedlichen Gründen nicht mehr eingenommen haben (Cooper at al. 2007). Auf der anderen Seite gibt es auch immer wieder Menschen, die viele nicht immer sinnvolle Medikamentenkombinationen erhalten. Menschen kommen häufig in psychischen Krisen auf die Stationen, um Hilfe zu erhalten und/oder es liegt ein richterlicher Unterbringungsbeschluss vor. In beiden Fällen kann es sein, dass Patient*innen einer psychopharmakologischen Behandlung ablehnend gegenüberstehen (Owiti & Bowers 2011). Diese Gesichtspunkte machen es zu einer großen Herausforderung, pharmakologisch leitliniengerecht auf psychiatrischen Akutstationen zu behandeln. Dazu kommt, dass Menschen, die viele Jahre psychopharmakologisch behandelt wurden, zum Teil eine große Ambivalenz gegenüber Psychopharmaka entwickeln. Die wiederholte Besprechung und Klärung des Themas können ihnen sehr wichtig sein. Psychopharmaka können wirksam sein bei aggressivem Verhalten, sie können allerdings, wie auch andere Medikamente, aggressives Verhalten ebenso fördern (DGPPN 2019b). Auch kann eine Psychopharmakotherapie manchmal erforderlich sein, um überhaupt weitere Therapien und Pflege zu ermöglichen. Aus den genannten Gründen ergeben sich verschiedene grundlegende Facetten in Bezug auf die Psychopharmakotherapie

auf Stationsebene. Ziele der Behandelnden müssen sein, gesichertes Wissen zur Pharmakotherapie anzuwenden und den Patient*innen evidenzbasierte Pharmakotherapie nicht vorzuenthalten sowie die Einnahmeadhärenz zu fördern. Off-Label-Behandlungen müssen immer begründet werden. Gleichzeitig müssen akute aggressive Erregungszustände und rezidivierend aggressives Verhalten behandelt werden, um die Sicherheit der Mitpatient*innen und des Stationspersonals auf der jeweiligen Station zu gewährleisten.

Ziele und Nutzen

Eine leitliniengerechte Pharmakotherapie auf Stationsebene umzusetzen, kann Auswirkungen auf verschiedene Aspekte des Stationsalltags haben. Patient*innen, deren Grunderkrankung gut behandelt ist, können besser von dem gesamttherapeutischen Angebot der Station (Ergotherapie, Kunsttherapie, psychotherapeutische Gespräche etc.) profitieren. Durch eine psychopharmakologische Behandlung aggressiven Verhaltens kann vermieden werden, dass reine Sedierungen oder »chemische Fixierungen« vorgenommen werden. Gleichzeitig kann durch das reduzierte Auftreten rezidivierend aggressiven Verhaltens das Stationsmilieu verbessert und Sicherheit für alle sich auf der Station befindenden Personen geschaffen werden (Owiti & Bowers 2011). Die Umsetzung dieser Empfehlung beinhaltet implizit auch den Prozess des »Shared Decision making« (SDM), bei dem eine Ärztin/ein Arzt mit einer Patient*in gemeinsam die Entscheidung über die angewandte medikamentöse Behandlung trifft. Wenn die Pflegefachpersonen Grundlagenwissen zur Pharmakotherapie und zum Management von Nebenwirkungen haben, können sie ad hoc von Patient*innen gestellte Fragen gut und direkt beantworten. Der Umgang mit angesetzter Bedarfsmedikation wird souveräner sein.

Erfahrungen der teilnehmenden Stationen

Die Implementierung der Handlungsempfehlung einer leitliniengerechten Pharmakotherapie auf den Stationen war nicht einfach. Erfolge zeigten sich erst, nachdem die Entscheidung getroffen war, zunächst nur auf Stationsebene eine leitliniengerechte Pharmakotherapie zu etablieren und nicht, wie bspw. in einem Fall versucht worden war, die Gesamtklinik direkt mit ins Boot zu holen. Es wurden positive Erfahrungen (insbesondere Wissenszuwachs, auch auf oberärztlicher Ebene) berichtet. Als gut umsetzbar zeigte sich eine Integration der Empfehlung in die Visiten. Die Stationsärzt*innen bereiteten jeweils eine der von ihnen behandelten Personen unter dem Blickwinkel leitliniengerechter Pharmakotherapie vor. Die angesetzte Medikation wurde dann unter dem Aspekt der Leitlinienkonformität hinterfragt. Eine andere Umsetzungsvariante der Empfehlung bestand darin, monatlich eine stationsinterne Fortbildung, geleitet von der Oberärzt*in, für die Weiterbildungsassistent*innen durchzuführen. Es wurden jeweils störungsspezifische Leitlinien unter pharmakologischen Fragestellungen bearbeitet. Die infrage stehende Leitlinie wurde vorher jeweils an die Teilnehmer*innen versandt und die die Fortbildung haltende Person bereitete Fragen vor.

Von der Theorie in die Praxis

Leitlinienwissen in den stationären Alltag zu bringen und damit die evidenzbasierte Praxis zu fördern, ist eine fortlaufende gemeinschaftliche Aufgabe von Wissenschaft, Fachgesellschaften, Einrichtungsträgern und -leitungen sowie allen Mitarbeitenden in der Gesundheitsversorgung (siehe auch Kapitel »Über Implementierung«, S. 24–40). An dieser Stelle werden ergänzend einige konkrete Strategien, bezogen auf die leitliniengerechte Pharmakotherapie, vorgestellt. Sie wenden sich in erster Linie an Ärztinnen und Ärzte, welchen die Verordnung von Medikamenten vorbehalten ist. Doch auch andere Berufsgruppen, insbesondere die Pflegefachpersonen, nehmen umfängliche Aufgaben wahr.
Die Spanne der Möglichkeiten, leitliniengerechteres pharmakologisches Arbeiten auf Stationsebene umzusetzen, ist groß. Beispielsweise können stationsinterne »Pharmakotherapie-Behandlungsleitfäden« erstellt werden. Die Visitenstruktur kann verändert und es kann ein punktueller Fokus auf die Pharmakotherapie einzelner Patient*innen gelegt werden. Es kann ein Fortbildungscurriculum »Leitliniengerechte Pharmakotherapie« ins Leben gerufen werden.
Die Implementierung einer leitliniengerechten Pharmakotherapie ist insbesondere für die die ärztliche Stationsleitung mit organisatorischem Aufwand verbunden. Je nach verwendetem Format müssen die Visitenstruktur angepasst, Inhalte von Leitlinien für Fortbildungen aufbereitet, ein stationsinterner Pharmakotherapie-Leitfaden erstellt und Termine gefunden werden, an denen möglichst viele Mitarbeitende der Station an den Fortbildungen teilnehmen können.

Zu erwartender Aufwand der Implementierung:

Finanzieller Aufwand	**0**
Zeitlicher Aufwand	**++ – +++**
Personeller Aufwand	**++ – +++**
Schwierigkeitsgrad	**++ – +++**

Voraussetzungen und Einflussfaktoren

Wichtige Voraussetzungen einer erfolgreichen Implementierung sind, dass das multiprofessionelle Stationsteam ein Interesse an einer leitliniengerechten Pharmakotherapie entwickelt und dass die oben genannten Leitlinien bekannt sind. Das ermöglicht ein Verteilen der zuvor genannten Aufgaben auf mehrere Schultern. Gleichzeitig ist es unumgänglich, Verantwortlichkeiten fest zu verteilen – insbesondere, weil fortlaufend Termine und deren Inhalte vorbereitet werden müssen.

Eine wichtige Implementierungshürde ist der Reflex, sich zu sagen, dass bereits eine leitliniengerechte Pharmakotherapie etabliert ist. Dadurch wird der zeitliche und personelle Nutzen nicht ausreichend erkannt. Die, insbesondere im ärztlichen Dienst hochfrequenten Personalwechsel auf den Stationen stellen eine weitere große Herausforderung dar, da Verantwortlichkeiten immer wieder neu verteilt werden müssen.

Die Empfehlung passt zu psychiatrischen Teams, wenn

- **allen daran gelegen ist, die Patient*innen nach dem aktuellen Stand der Forschung pharmakologisch zu behandeln;**
- **ein Interesse besteht, dass die Ärztinnen und Ärzte in Weiterbildung eine fundierte pharmakologische Ausbildung erhalten und auch Pflegefachpersonen Grundlagen der Pharmakotherapie beherrschen;**
- **Fragen von Angehörigen und Patient*innen nach ihren Medikamenten sicher beantwortet werden sollen.**

Implementierungsschritte

Im Folgenden wird die Implementierung dreier möglicher Umsetzungsvarianten erläutert. Dazu gehören

- das Erstellen eines stationsinternen »Pharmakotherapie-Behandlungsleitfadens« unter dem Aspekt aggressiven Verhaltens,
- die Veränderung der Visitenstruktur und
- das Etablieren eines Fortbildungscurriculums »Leitliniengerechte Pharmakotherapie«.

Übergeordnet gilt für alle drei Varianten die Empfehlung einer Kick-off-Veranstaltung.

Außer den hier vorgestellten Strategien gibt es viele weitere Möglichkeiten, die Leitlinientreue der Pharmakotherapie zu fördern. Elektronische Tools bieten teilweise umfängliche Funktionalitäten und können hilfreich sein. Kurvenvisiten, Kontrollen durch Apotheker*innen oder (stationsübergreifende) Fallbesprechungen bei pharmakotherapeutisch schwierig beeinflussbaren Verläufen sind weitere Beispiele.

Da sich diese Handlungsempfehlung nicht nur an das ärztliche Personal wendet und die Kenntnisse über Leitlinien in den anderen Berufsgruppen erfahrungsgemäß geringer sind als bei Ärzt*innen, ist es wichtig, zu Beginn des Implementierungsprozesses die Mitarbeitenden des Stationsteams allgemein mit Leitlinien vertraut zu machen. Das ist insbesondere wichtig, da es für die erfolgreiche Implementierung der genannten Varianten verschiedener Akteur*innen bedarf, die ggf. aus verschiedenen Berufsgruppen stammen. Das Ziel der Kick-off-Veranstaltung ist es, zu transportieren, dass Leitlinien systematisch entwickelte Aussagen zur Unterstützung der Entscheidungsfindung von Ärzt*innen und anderen im Gesundheitssystem tätigen Personen und Patient*innen beinhalten und eine angemessene gesundheitsbezogene Versorgung in spezifischen klinischen Situationen gewährleisten sollen (https://www.cochrane.de/leitlinien). Es gilt zu zeigen, dass in Deutschland in erster Linie die Arbeitsgemeinschaft der Wissenschaftlichen Medizinischen Fachgesellschaften (AWMF) und daneben die Bundesärztekammer (BÄK) sowie die Kassenärztliche Bundesvereinigung (KBV) und Berufsverbände Leitlinien entwickeln und verbreiten.
In einem weiteren Schritt sollte die S3-Leitlinie Verhinderung von Zwang (DGPPN 2019b) vorgestellt werden und erläutert werden, dass es zu einzelnen Störungsbildern jeweils spezielle Leitlinien gibt.

Pharmakotherapie – Stationsinterner Behandlungsleitfaden

Inhalte Es muss ein Leitfaden erstellt werden. Dieser sollte nicht nur Aspekte der Therapie aggressiven Verhaltens umfassen, sondern auch weitere psychiatrische Notfallsituationen. Ein umfassenderer Leitfaden gibt dem Personal auf der Station größere Sicherheit in Situationen, in denen es um pharmakologische Interventionen geht – insbesondere auch in Notfallsituationen, die außerhalb der regulären Arbeitszeiten auftreten. Es sollte auf Wirkungen, Wirklatenzen und die Sicherheit der verschiedenen Medikamente eingegangen werden. Das umfasst neben den Angaben zum anzuwendenden Medikament die Applikationsform, die Dosierung, den Zeitpunkt der höchsten Plasmakonzentration (t_{max}), die Halbwertszeit sowie allgemeine Therapieprinzipien, Besonderheiten und Kontraindikationen.

Die Häufigkeit und Art bestimmter psychiatrischer Notfallsituationen können sich von Station zu Station unterscheiden. Sinnvolle Inhalte des Leitfadens können sein: Behandlung des aggressiven Erregungszustandes, Behandlung des rezidivierenden aggressiven Verhaltens bei psychotischen Störungen, Persönlichkeitsstörungen, demenziellen Erkrankungen, geistigen Behinderungen und autistischen Störungen sowie Chorea Huntington.

Neben dem aggressiven Verhalten können folgende Inhalte den Leitfaden sinnvoll ergänzen: psychomotorischer Erregungszustand bei Intoxikation mit Alkohol oder Sedativa; psychomotorischer Erregungszustand bei Intoxikation mit Kokain, Amphetaminen, Methamphetaminen, Psychotomimetika/Halluzinogenen; Entzug von Alkohol, GHB/GBL, Opioiden; Delir mit und ohne Demenz; Stupor (bei Depression und Katatonie); agitierte Depression; akute Suizidalität. Eine gute Ergänzung kann der Verweis auf Besonderheiten in Schwangerschaft und Stillzeit sein (Stichwort: www.embryotox.de)

In den Workshops der PreVCo-Studie fiel auf, dass es häufig Unsicherheiten in Bezug auf die rechtlichen Vorgaben gibt, in welchem Rahmen Medikation während Erregungszuständen zulässig ist und welche Medikation gewählt werden darf und sollte. Es ist daher empfehlenswert, dass das Thema Zwangsmedikationen unter rechtlichen und pharmakologischen Voraussetzungen mit in den Behandlungsleitfaden oder Stationsstandard aufgenommen wird und auch in den anderen Umsetzungsvarianten dieser Handlungsempfehlung Berücksichtigung findet.

Arbeitsgruppe bzw. Verantwortliche: Es hat sich bewährt, dass sich mindestens drei Mitarbeitende der Station, von der mindestens zwei ärztlich tätig sein sollten, zusammenschließen, um den Leitfaden erstellen. Es sollten zwei Personen festgelegt werden, die als hauptverantwortlich und stellvertretend fungieren.

Sehr hilfreich kann es sein, wenn das oberärztliche Personal der Klinik mit ins Boot geholt wird und den Leitfaden auch für die eigenen Stationen gleich mit erstellt. Die Arbeitsbelastung kann so auf mehrere Köpfe verteilt und die jeweilige Expertise in Bezug auf die Pharmakotherapie der verschiedenen Störungsbilder gut genutzt werden. Auch kann es Sinn machen, zu prüfen, ob sich nicht bereits eine bestehende Arbeitsgruppe innerhalb der Klinik (bspw. eine Arbeitsgruppe »freiheitsentziehende Maßnahmen«) mit dem Erstellen eines Leitfadens zur Psychopharmakotherapie befasst.

Praktisches Vorgehen beim Erstellen: Die Mitglieder der Arbeitsgruppe sollten sich in regelmäßigen, zeitlich nicht zu weit auseinanderliegenden Abständen (z. B. zweiwöchentlich) treffen. Um es den Verfasser*innen leichter zu machen, ins Arbeiten zu kommen, erste Inhalte zu formulieren und erste Erfolge zu sehen, könnte zunächst beispielsweise das Layout (hierunter fallen Aspekte wie tabellarische Anordnung, SOP-gestützt, Fließtext) grob abgestimmt werden. Die endgültige Form muss nicht zwangsläufig feststehen und kann selbstverständlich von Abschnitt zu Abschnitt variieren. Dann sollten die einzelnen Kapitel aufgeteilt und ambitionierte und zugleich realistische Ziele für die Umsetzung festgelegt werden. Am Ende der Treffen wären die Absprachen zu benennen und zu protokollieren. Insbesondere Meilensteine, die bis zum nächsten Treffen von Personen der Arbeitsgruppe umgesetzt sein sollten, müssen festgelegt werden (vergleiche zum Vorgehen auch die Empfehlung 2 »Interne Standards«).

Umsetzung der Inhalte: Nachdem der Leitfaden erstellt ist, gilt es, ihn zu einem festen Bestandteil der Stationsarbeit zu machen. Der Leitfaden sollte in die Einarbeitungsmappe für neue Mitarbeiter*innen aufgenommen werden. Er kann auf der Station ausgelegt werden, und nach Aggressionsereignissen, die eine psychopharmakologische Intervention zur Folge haben, sollte im Anschluss das pharmakologische Vorgehen mit dem im Leitfaden beschriebenen Vorgehen verglichen werden. Der Leitfaden kann in Kurzvorträgen (bspw. innerhalb von Teamsitzungen, Journal Clubs, Übergaben) wiederholt vorgestellt und über den E-Mail-Verteiler der Station geschickt werden.

Dieser Punkt ist nicht zu unterschätzen. Es wird mehrere Monate brauchen, bis der Leitfaden etabliert ist. Hierbei gilt es insbesondere, dass die leitenden Ärzte und Ärztinnen regelmäßig auf den Leitfaden verweisen und ihn zur Grundlage ihres pharmakologischen Handelns machen.

Veränderung der Visitenstruktur mit Fokus auf die Pharmakotherapie

Inhalt: Ziel ist es, die Auseinandersetzung mit den störungsspezifischen Leitlinien währen der täglichen Arbeit zu erhöhen. Das betrifft insbesondere der Ärzte und Ärztinnen, die sich in der Weiterbildung zum Facharzt für Psychiatrie befinden, aber auch die leitenden Ärztinnen und Ärzte und die Pflegefachpersonen. Für die Durchführung wird in den Visiten die Medikation der sich aktuell auf der Station behandelten Patient*innen unter dem Aspekt der Leitlinienkonformität hinterfragt.

Verantwortliche: Die Verantwortung für die Handlungsempfehlung sollte in der Hand der ärztlichen Leitung der Station liegen.

Zeitpunkt: Im Rahmen der Visite, der Behandlungskonferenz oder der Kurvenvisite wird überprüft, ob die aktuelle Medikation von Patient*innen leitlinienkonform ist.

Vorbereitung: Die entsprechenden Leitlinien werden von der für die Handlungsempfehlung verantwortlichen Person zur Verfügung gestellt bzw. die einschlägigen URLs bekannt gemacht (zu den psychiatrischen Leitlinien siehe https://www.dgppn.de/publikationen/leitlinien.html, ergänzend siehe https://www.awmf.org/leitlinien). Die für die Behandlung verantwortliche Person bereitet eine vereinbarte Anzahl von Patient*innen (ein bis drei, je nach Stationsgröße) unter dem Aspekt der Leitlinienkonformität der Medikation vor.

Es sollten Fragen festgelegt werden, die die Vorbereitung strukturieren. Beispiele sind: Ist bereits eine medikamentöse Therapie etabliert – wenn nicht, wie sähe eine leitliniengerechte Therapie in diesem Fall aus? Ist die aktuelle Therapie der Hauptdiagnose leitliniengerecht? Werden Nebendiagnosen leitliniengerecht behandelt? Sind Interaktionen verschiedener Psychopharmaka oder auch somatischer Medikamente beachtet? Gibt es die Notwendigkeit, Dosisanpassungen vorzunehmen (z. B. aufgrund einer reduzierten Nierenfunktion oder des Alters)? Ist eine ggf. etablierte Off-Label-Medikation begründet?

Praktisches Vorgehen in der Visite: Bei den Patient*innen, deren Pharmakotherapie besprochen werden soll, ist es sinnvoll, die vereinbarten Fragen durchzugehen und strittige oder unklare Punkte zu diskutieren und eine abschließende Antwort zu finden.

Es sollte darauf geachtet werden, dass die verschiedenen störungsspezifischen Leitlinien im Verlauf der Zeit Berücksichtigung finden, um einen möglichst großen Wissenszuwachs zu gewährleisten.

Fortbildungscurriculum Psychopharmakotherapie

Inhalt: Das Ziel dieser Umsetzungsvariante ist, ein strukturiertes und umfassendes, die Psychopharmakotherapie betreffendes Weiterbildungsangebot für die Ärztinnen und Ärzte in der Weiterbildung zu schaffen. Gleichzeitig wird allen anderen Interessierten die Möglichkeit gegeben, sich wiederkehrend mit den Inhalten der aktuellen, störungsspezifischen Leitlinien und der Leitlinie zur Verhinderung von Zwang auseinanderzusetzen und somit »up to date« bezüglich der jeweiligen Psychopharmakotherapie zu bleiben. Die Durchführung erfolgt in Form einer monatlichen Fortbildung – entweder auf Stationsebene oder nach Etablierung auf Stationsebene auch klinikübergreifend.

Verantwortliche: Die Verantwortung für die Handlungsempfehlung sollte in der Hand der ärztlichen Stationsleitung liegen. Sollte es das Ziel sein, die Fortbildung auf Klinikebene zu etablieren, sollten die Chefärzt*in oder die leitende Oberärztin die Verantwortung übernehmen. Auch an dieser Stelle es wieder wichtig, dass stellvertretende Personen benannt werden.

Terminfindung: Auch hier gilt es, wieder einen Zeitpunkt zu finden, an dem möglichst viele Mitarbeiter*innen der Station bzw. der Klinik Zeit haben, an der Fortbildung teilzunehmen.

Eine der an der PreVCo-Studie teilnehmenden Stationen hat als Fortbildungszeitpunkt die wöchentlich, an einem bestimmten Wochentag morgens stattfindende Klinikversammlung für die Fortbildung gewählt. Die Etablierung der Fortbildung wird durch den bereits bestehenden Termin, an dem es keine Terminkollisionen gibt, erleichtert.

Umsetzung: Es gibt verschiedene Möglichkeiten der Gestaltung der Fortbildung. Die referierende Person kann Inhalte der Leitlinien vortragen, es können

Fallbeispiele von der Station miteinbezogen und Handouts erstellt werden. Wichtig ist, dass ausreichend Zeit zur Verfügung steht. 30 bis 60 Minuten haben sich als praktikabel erwiesen.

Eine Möglichkeit, die Vortragslast nicht nur auf einige wenige Schultern zu verteilen, besteht darin, die Leitlinien unter den Ärztinnen und Ärzten aufzuteilen, sodass alle in der Klinik ärztlich tätigen Personen reihum Vorträge halten.
Für eine bessere Wissensvermittlung können die in der jeweils kommenden Fortbildung thematisierten Leitlinien den teilnehmenden Personen zur Vorbereitung übermittelt werden.

Monitoring, Evaluation und Nachhaltigkeit

Je nachdem, welche der Umsetzungsvarianten gewählt wird, kann die Etablierung einer leitliniengerechten Pharmakotherapie in wenigen Wochen bis zu mehreren Monaten realisierbar sein. Eine Meilensteinsetzung erscheint insbesondere bei den Varianten »Leitfaden« und »Fortbildungscurriculum« sinnvoll, damit die Personen, die Aufgaben übernehmen, ihren Progress sehen können, auch um eine Motivation zum Erstellen des Leitfadens bzw. des Fortbildungskonzepts zu haben. Mögliche Meilensteine können Termine, die Fertigstellung von Kapiteln des Leitfadens oder das Erstellen einer Struktur der Fortbildung und der Fortbildungsvorträge sein.
Bezüglich der Nachhaltigkeit sollten die auf Stationsebene stattfindenden Umsetzungsvarianten fester Bestandteil des Stationsablaufs werden (Einbettung in die Visitenstruktur, Festhalten im Stations- und Einarbeitungsmanuals). Eine stationsübergreifende Umsetzung sollte bspw. in die Klinikjahresziele mitaufgenommen werden.
Insgesamt gilt für diese Empfehlung, dass die Ärztinnen und Ärzte in leitender bzw. in Führungsposition eine hohe Verantwortung dafür tragen, dass die Umsetzung der Handlungsempfehlung fester Bestandteil der Klinik und somit auch der klinischen Arbeit im engeren Sinne wird.

Zusammenfassung

Die Etablierung einer leitliniengerechten Psychopharmakotherapie bietet die Möglichkeit, eine gute Patientenversorgung mit einer höheren Patientenzufriedenheit zu erreichen, weniger Gewalt und Aggression im klinischen Alltag zu erleben und damit eine hohe Sicherheit für Patient*innen und Mitarbeitende zu schaffen. Darüber hinaus hat es den Effekt, dass für Ärztinnen und Ärzte in Weiterbildung eine fundierte Ausbildung in Psychopharmakotherapie angeboten wird. Die die Visiten betreffende Umsetzungsvariante bietet die Möglichkeit, ohne finanziellen und mit überschaubarem administrativem Aufwand zeitnah und ohne viel Vorbereitungszeit mit der Umsetzung der Handlungsempfehlung zu starten. Die anderen Umsetzungsvarianten benötigen mehr Vorbereitung und eine höhere Zeitinvestition, sodass es essenziell ist, dass sich die Führungsebenen – sollte die Umsetzung der Empfehlung gewünscht sein – hinter die Empfehlung stellen und an ihrer Umsetzung maßgeblich mitbeteiligen.

Empfehlung 12: Komplexe Interventionen

Führen Sie Safewards oder das Weddinger Modell oder andere komplexe Interventionen, die in einzelne Module operationalisierbar sind, ein.

Dorothea Sauter, Julia Junghanss, Felix Bühling-Schindowski

Die im deutschsprachigen Raum bekanntesten komplexen Interventionen zur Reduzierung von Aggression und Gewalt sind Safewards und das Weddinger Modell.

Safewards steht für ein Modell, das Erklärungen für die Entstehung und Eskalation von Konflikten auf psychiatrischen Stationen bietet und daraus Ansatzpunkte für die Prävention und Reduktion von Krisen ableitet. Zur Prävention von Konflikten wurden zehn Einzelinterventionen entwickelt, die in psychiatrischen Teams realisiert werden können (Bowers et al. 2015; Löhr, Schulz & Nienaber 2019, 2023) Etliche weitere Interventionen werden auf der Seite von www.safewards.net/de vorgeschlagen und können optional eingeführt werden. Erforderlich für die Realisierung von Safewards ist, dass Teammitglieder mit dem Programm vertraut sind und sich den Zielen verpflichten. Für die Umsetzung der zehn Safewards-Interventionen sollten die Zuständigkeiten auf mehrere Mitarbeitende des Teams verteilt werden. Die Umsetzung erfordert einen umfänglichen Projektplan, jede schon eingeführte Intervention ein fortlaufendes Monitoring.

Das Weddinger Modell ist ein recoveryorientiertes Konzept, was sich sowohl in einer Änderung der Stationsstrukturen als auch in der Haltung der Mitarbeiter*innen widerspiegelt und das im akutpsychiatrischen Setting wie auch darüber hinaus anwendbar ist. Im Mittelpunkt stehen Partizipation, Individualisierung und Flexibilität der Behandlung, u. a. durch Stärkung der Multiprofessionalität und Verzahnung von ambulanten und stationären Therapieangeboten sowie durch eine trialogische Behandlung unter Einbezug des sozialen Umfeldes der Patient*innen (Mahler et al. 2024).

Die Empfehlung wird im PreVCo-Rating mit 9 Punkten bewertet, wenn folgende Kriterien erfüllt sind:
Das Programm ist implementiert. Alle Teammitglieder fühlen sich für die Aufrechterhaltung der Interventionen verantwortlich. Es gibt klare Strategien, um die Nachhaltigkeit zu sichern.
Da es sich um eine sehr komplexe Intervention handelt, wird der eingeschätzte Punktwert mit 4 multipliziert, d. h. bei vollständiger Umsetzung wären dies 9 x 4 = 36 Punkte.

Merkmale komplexer Interventionen

Ursachen und Einflussfaktoren für die Entstehung von Aggression und Zwangsmaßnahmen sind vielfältig. Einzelne Interventionen adressieren immer nur einen Aspekt. Ein umfängliches Programm mit mehreren Teilkomponenten und Einzelinterventionen beeinflusst gleichzeitig mehrere Ursachen; positive Entwicklungen auf verschiedenen Ebenen können sich gegenseitig befruchten. Dabei ist es wichtig, organisationale und individuelle Strategien zu kombinieren (Duxbury 2015). Bekannte komplexe Interventionen sind neben Safewards und dem Weddinger Modell unter anderem die Six-Core-Strategies (Putkonen et al. 2013) und das Engagement-Model (Blair & Moulton-Adelman 2015; Murphy & Bennington-Davis 2005).
Häufige Bestandteile komplexer Programme sind (1) eine engagierte und klare Leitung (Leadership), (2) Trainingsprogramme für Mitarbeiter*innen, (3) Nachbesprechungen von Ereignissen mit den Patient*innen und im Team (4), Verbesserung der Versorgung und Orientierung der Patient*innen, (5) der Einsatz von spezifischen Tools für die Prävention (z. B. Risikoeinschätzung, Sicherheitsplan) und (6) der Einfluss auf Milieu und Räumlichkeiten (Goulet et al. 2017). Die Wirksamkeit solcher komplexen Programme hinsichtlich der Reduktion von Aggression und Zwang konnte in der Regel gut bestätigt werden (DGPPN 2019b), sie scheinen zudem die Qualität und Sicherheit in der Versorgung insgesamt zu verbessern (Goulet et al. 2017).

Safewards

Dorothea Sauter, Felix Bühling-Schindowski, Andreas Bechdolf

Hintergrund

Safewards ist ein für den Umgang mit Konfliktsituationen entwickeltes Konzept. Der Londoner Professor für Psychiatrische Pflege am Kings College, Len Bowers, und sein Team haben umfänglich recherchiert, wie gefährliche und herausfordernde Situationen im Alltag psychiatrischer Stationen entstehen und wie sie vermieden beziehungsweise beherrscht werden können. Konfliktsituationen können neben aggressiven Übergriffen oder Eskalationen auch Suizidversuche, Entweichungen, Selbstversetzungshandeln oder anderes sein; auf solche Konflikte wird häufig mit »Eindämmungsmaßnahmen« wie Fixierung, Isolierung, Medikation oder 1:1-Betreuung reagiert. Herausgearbeitet wurden zunächst die Ursprungs- und Einflussfaktoren für die Entstehung von Konflikten und Gewalt. Dann wurden wirksame Interventionen erforscht, um Konflikte zu verhindern oder ohne Eindämmungsmaßnahmen lösen zu können. Das Safewards-Modell stellt die Ursprungs- und Einflussfaktoren sowie die Phasen der Konfliktentstehung dar. Das Verhalten der Mitarbeiter*innen hat hohen Einfluss in allen Phasen der Konfliktentstehung. Aber auch Merkmale der Patient*innen, die Beziehung der Patient*innen untereinander, krankenhausexterne Faktoren, die Räumlichkeiten und rechtliche Regularien spielen eine Rolle. Vor allem durch eine gute Kommunikation und Beziehungsgestaltung mit den Patient*innen sowie durch ein förderliches therapeutisches Milieu können Stationsteams zur Prävention von Konflikten beitragen (Bowers et al. 2015; Löhr et al. 2019, 2023).

Die zehn grundlegenden Interventionen adressieren die verschiedenen Einflussfaktoren bzw. Phasen der Konfliktentstehung, die das Safewards-Modell aufzeigt. Alle zehn Interventionen zusammen (siehe 163 f.) sprechen die wesentlichen Themen des Modells umfänglich an. Erst durch das Gesamtpaket lassen sich alle im Modell aufgezeigten Elemente der Konfliktentstehung beeinflussen. Weiterhin gibt es zusätzliche Interventionen, die über die Jahre in der Safewards-Community entwickelt wurden und ergänzend implementiert werden können. Für die Implementierung gibt es eine Fülle von Tools, Arbeitshilfen und Materialien, die im Internet frei zugänglich sind. Darunter sind auch eine

Fidelity-Scale und ein Projektplan. Hilfreich für die Implementierung und die Durchdringung der Safewards-Idee im Team ist die klare Empfehlung, dass innerhalb des Teams jede Intervention zwei bis drei Personen als zuständige »Champions« hat. Damit verteilt sich die Verantwortung für die Umsetzung im Team. Gleichzeitig können alle Mitarbeiter*innen ein Thema wählen, für das sie brennen.

Die zehn grundlegenden Safewards-Interventionen

Gegenseitige Erwartungen klären: Klar kommunizierte und konsistente Erwartungen oder Regeln reduzieren Unsicherheit und Konfliktpotenzial. Erwartungen werden innerhalb des Teams reflektiert und gegenseitige Erwartungen mit Gruppen von Patient*innen diskutiert und abgestimmt. Diese geklärten Erwartungen werden ausformuliert und sichtbar gemacht.

Gegenseitiges Kennenlernen: Gemeinsame Themen und Interessen ermöglichen Austausch und verbessern Kontakte. Mitarbeitende und ggf auch Patient*innen stellen sich über stationsintern öffentlich sichtbare Steckbriefe selbst vor.

Positive Worte: Die oft einseitig auf Risiken und Schwächen der Patient*innen fokussierte Wahrnehmung der Mitarbeiter*innen wird vervollständigt, indem bei jeder Übergabe und jedem Gespräch auch eine positive Entwicklung oder Seite der Patient*in angesprochen wird.

Verständnisvolle Kommunikation: Häufig entstehen Krisen, wenn den Patient*innen Wünsche abgeschlagen werden müssen, Erwartungen nicht befriedigt werden oder Verhaltensweisen reguliert werden müssen. Vielfältige Impulse verbessern fortlaufend die gelingende Kommunikation bei heiklen Themen und den Kontakt auf Augenhöhe.

Unterstützende Kommunikation bei unerfreulichen Nachrichten: Unerfreuliche oder verwirrende Nachrichten aller Art können die Patient*innen belasten und herausfordern. Teams nehmen dies gut wahr, übermitteln mögliche unerfreuliche Nachrichten einfühlsam und bieten den betroffenen Personen Begleitung und Unterstützung.

Sicherheit bieten: Psychiatrische Stationen sind für die Patient*innen oft befremdende Orte und sie erleben oft ängstigende Situationen. Teams haben dafür eine hohe Sensitivität und bieten den Patient*innen in schwierigen Situationen proaktiv Präsenz, Erklärungen und Unterstützung.

Gemeinsame Unterstützungskonferenz: Die Patient*innen können füreinander eine große Belastung oder eine große Hilfe sein. In der zwei- bis dreimal wöchentlich stattfindenden gemeinsamen Konferenz werden das Miteinander und gegenseitige Helfen angeregt.

Methoden zur Beruhigung: Eine Box oder ein Wagen mit verschiedensten Hilfsmitteln zur Beruhigung ist verfügbar. Unruhigen, erregten oder angespannten Patient*innen wird angeboten, mit verschiedenen Methoden und durch Fachpersonen begleitet Erfahrungen zu machen und Copingstrategien zu entwickeln.

Deeskalierende Kommunikation: Anhand zentraler Elemente erfolgreicher Deeskalation (visualisiert auf einem großen Poster) reflektieren Mitarbeiter*innen ihr Verhalten nach einer Krise oder Krisenbewältigung. So wird die Deeskalationskompetenz der Mitarbeiter*innen und des gesamten Teams verbessert.

Entlassnachrichten bzw. Hoffnungsnachrichten: Hoffnungvolle Nachrichten von anderen Menschen, die eine schwere psychische Krankheit oder Krise durchleiden, haben für die Betroffenen hohe Bedeutung. Die Patient*innen werden (z. B. im Rahmen der Entlassung) gebeten, positive Botschaften oder tragende Gedanken zu verschriftlichen – und diese werden an einem Baum oder einer Wand für alle sichtbar gemacht.

Safewards ist in viele Sprachen übersetzt und findet weltweit wie auch innerhalb des deutschsprachigen Raums viel Anwendung. Neben allgemeinpsychiatrischen Stationen arbeiten auch Suchtstationen, gerontopsychiatrische Teams, Maßregelvollzugskliniken und Einrichtungen der Eingliederungshilfe mit Safewards.

Ziele und Nutzen

Das Team um Len Bowers zeigte in der clusterrandomisierten Studie, dass drei Monate nach Einführung der zehn Interventionen die Konflikte um 15 % und die Eindämmungsmaßnahmen um 26,4 % bei 16 Interventionsstationen im Vergleich zu 15 Kontrollstationen zurückgingen (Bowers et al. 2015). Insgesamt ist die Studienlage zur Wirksamkeit von Safewards inkonsistent, die Studienqualität oft schlecht (Dobrescu et al. 2021). In Berlin belegte eine Prä-Post- und Follow-up-Untersuchung, dass die Safewards-Einführung die Stationsatmosphäre (Aspekte sind therapeutischer Halt, Zusammenhalt der Patient*innen, Sicherheitsempfinden) verbessert, freiheitsentziehende Maßnahmen reduziert (nur z. T. signifikant) werden und die Arbeitszufriedenheit zunimmt (Al-Wandi et al. 2023; Baumgardt et al. 2019; Jäckel et al. 2019).
Umfängliche Implementierungsprozesse bedeuten vielfältige Veränderungen. Die Fokussierung der Themen über den langen Zeitraum der Implementierung und die fortlaufenden Aktivitäten zur Aufrechterhaltung lenken die

Aufmerksamkeit des Teams auf die Themen Aggression und Gewalt und deren Prävention. Mit der Schulung und den Diskussionen innerhalb der Teams sowie den praktischen Erfahrungen nimmt die Implementierung Einfluss auf die Haltung der Mitarbeitenden.
Safewards gibt viele Impulse, um eine Grundhaltung von Recovery, Patientenorientierung und Hoffnungsförderung im Team zu bestärken (Löhr et al. 2023). Inhaltlich führen gut umgesetzte Safewards-Interventionen zur Verbesserung der Kommunikation und der Beziehungen (sowohl von Mitarbeitenden zu Patient*innen wie auch innerhalb Teams) sowie zu einem therapiefreundlichen Milieu auf den Stationen. Zwei der Interventionen bringen auch die Patient*innen untereinander besser in Kontakt (Löhr et al. 2023).

Erfahrungen der teilnehmenden Stationen

Safewards ist in Deutschland mittlerweile sehr bekannt. Viele Teams haben sich bereits näher damit befasst, einige haben das Konzept in Teilen oder in Gänze umgesetzt. Die Erfahrungen waren sehr heterogen, sie schwankten zwischen Frustration und Enttäuschung bis zur hohen Begeisterung bezüglich der wahrgenommenen Entwicklungen und Verbesserungen der Versorgung der Patient*innen und der Teamkohärenz. Als vorrangige Implementierungshürde wurde oft geschildert, dass mehrere Mitarbeiter*innen oder einzelne Berufsgruppen das Projekt aktiv und erfolgreich blockierten. Und häufig waren nicht ausreichend Ressourcen für den aufwendigen Prozess verfügbar oder andere Themen hatten Priorität. Erfolgreiche Implementierungen spiegelten sich in einem von Patient*innen und Fachpersonen wahrgenommenen besseren therapeutischen und sozialen Klima auf der Station. Die einzelnen Interventionen banden unterschiedlich viel Zeit, die teilweise langfristig aufgebracht werden musste. Auch die Aufrechterhaltung und Nachhaltigkeit von Safewards erforderte aktives Handeln und Anstrengung.

Von der Theorie in die Praxis

Die Safewards-Implementierung braucht einen strukturierten Projektplan und eine engagierte Realisierung, sie erfordert langen Atem. Das bindet viel Energie und Ressourcen und erfordert möglicherweise das Zurückstellen anderer Themen und Projekte. Damit steigt der Gelingensdruck, denn ein mögliches Scheitern wird umso frustraner erlebt, je mehr investiert wurde.
Die zehn Interventionen lassen sich gut in Teilprojekte herunterbrechen und

die Verantwortlichkeiten auf das gesamte Team verteilen. Das macht das Projekt trotz der Komplexität überschaubar und machbar. Außerdem stehen umfängliche Arbeitshilfen zur Verfügung. Safewards kann im Rahmen eines stringenten Gesamtprogramms in ca. 12 bis 18 Monaten implementiert werden. Neben einer Verbesserung der Patientenversorgung und des therapeutischen Milieus kann Safewards auch viel Dynamik, Diskurs und intensivierte Zusammenarbeit in Teams bewirken.
Bedacht werden sollte im Vorfeld, dass Safewards auch nach Abschluss der Implementierung der zehn Interventionen sehr aktiv aufrechterhalten werden muss, um die Nachhaltigkeit zu gewährleisten.

Zu erwartender Aufwand der Implementierung:

Finanzieller Aufwand	+
Zeitlicher Aufwand	+++
Personeller Aufwand	+++
Schwierigkeitsgrad	++ – +++

Das Safewards-Konzept mit den zehn Interventionen und seine Implementierung sind sehr praxisnah und verständlich dargelegt im Buch von Löhr et al. (2023). Die Anschaffung ist unbedingt zu empfehlen, wenn Teams sich näher mit Safewards befassen wollen. Auf der Internetsite www.safewards.net/de finden sich umfängliche Informationen und Materialen sowohl zum Konzept als auch zu den zehn Interventionen. Auch das Angebot einer dreitätigen Safewards-Trainerausbildung kann über die Kontaktdaten der Homepage erfragt werden.

Voraussetzungen und Einflussfaktoren

Die Safewards-Implementierung läuft auf jeder Station anders und ist von vielen Faktoren abhängig (James et al. 2017). Die wichtigste Voraussetzung ist, dass das Projekt berufsgruppenübergreifend *und* seitens der Leitungspersonen gewollt ist. Schon im Vorfeld sollten umfängliche Informationen vermittelt werden, damit auf dieser Basis diskutiert und dann eine gemeinsame Entscheidung getroffen werden kann (Löhr et al. 2023). Eine Implementierung beispielsweise nur innerhalb des Pflegeteams oder gegen das Votum wesentlicher Meinungsführer*innen im Team wird nicht funktionieren. Damit angesichts der Größe und Komplexität des Programms strukturiert vorgegangen werden kann, ist eine Lenkungsgruppe hilfreich. Die projektverantwortlichen Personen in der

Lenkungsgruppe sollten zum Modell gut geschult und von den Mitarbeitenden des Teams anerkannt sein. Die Implementierung erfordert eine Vielzahl an Mitarbeitenden, die bereit sind, eine aktive Rolle und die Verantwortung für Teilprojekte oder Einzelinterventionen zu übernehmen. Entsprechend förderlich ist ein aktives, diskussionsfreudiges und innovatives Team, das durch Leitungspersonen einen guten Rückhalt erfährt. Umgekehrt stellen ablehnende Mitarbeiter*innen oft die größte Barriere dar. Wenn dem so ist, müssen die Vorbehalte erfragt werden. Eventuell lassen sich durch Informationsvermittlung sowie partizipatives und kleinschrittiges Vorgehen viele Sorgen nehmen. Es kann auch sinnvoll sein, einigen Mitarbeitenden andere Einsatzorte anzubieten.

Damit möglichst viele Teammitglieder zum Projekt gut informiert und motiviert sind, wird ein Teamtag zum Thema empfohlen. Externe Personen, die von Erfahrung mit der Realisierung und Implementierung berichten, können dabei viele Fragen der Mitarbeiter*innen beantworten und auf Bedenken reagieren.

Variante: Safewards kann nur in Teilen implementiert werden. Stationsteams können prüfen, mit welchen der zehn Interventionen sie ihre angestrebten Ziele erreichen können und sich auf die Implementierung dieser ausgewählten Interventionen begrenzen. Es bleibt Zeit für die Verwirklichung anderer Themen, z. B. um andere der zwölf PreVCo-Empfehlungen zu realisieren. Hier dürften sich für die meisten Stationen reizvolle und realisierbare Elemente finden. Jede der Interventionen wurde auf Basis von Forschungsbefunden entwickelt und dürfte an sich wirksam sein. Allerdings sollte man nur dann von Safewards sprechen, wenn alle zehn grundlegenden Interventionen im Wesentlichen eingeführt sind. Und erst mit der vollständigen Implementierung werden auch alle im Safewards-Modell beschriebenen Ursprungs- und Einflussfaktoren adressiert.

Die Empfehlung passt zu psychiatrischen Teams, wenn

- **die Mehrheit der Mitarbeiter*innen für ein großes gemeinsames Projekt motiviert und bereit für Veränderungen ist und sich nach einer umfänglichen Information klar zu den Zielen und Inhalten von Safewards bekennt;**
- **Mitarbeiter*innen aller Berufsgruppen bereit sind, Verantwortung für Einzelinterventionen zu übernehmen und Leitungspersonen das Projekt explizit unterstützen und fördern wollen;**
- **absehbar nicht zu große weitere Baustellen und Umbrüche die Energie der Mitarbeitenden binden oder eine nachhaltige Implementierung erschweren.**

Implementierungsschritte

Wenn es eine berufsgruppenübergreifende und von Leitungspersonen unterstützte Entscheidung für die Safewards-Implementierung gibt, können Planungen erfolgen. Auch wenn eine Gesamtstrategie für den Implementierungszeitraum erarbeitet wurde, wird es im Projektverlauf immer wieder Anpassungen geben.

Auch für die Implementierung finden sich im Buch von Löhr et al. (2023) viele Tipps und Hinweise. Es lohnt sich schon im Vorfeld, für das Team ein paar Exemplare anzuschaffen.

Klärung des Projektmanagements: Zur Steuerung aller Schritte ist ein übergeordnetes Projektmanagement erforderlich. Im Vorfeld sollten die Projektziele mit den beteiligten Teams erarbeitet und abgestimmt worden sein. Was will das Team erreichen und wie kann das später überprüft werden? Es macht Sinn, diese Ziele zu verschriftlichen.
Dann kann der Projektrahmen definiert werden. Durch diese Schritte bekommen Mitarbeitende Klarheit, wozu Safewards eingeführt wird und was erreicht werden soll.

Im Projektplan ist zu klären: Wer sind die involvierten Personen und Organisationsebenen? Wollen mehrere Teams der Klinik Safewards einführen, können Kräfte gebündelt werden? Welcher Zeitraum ist angedacht? Wie soll sich im Groben der Ablauf darstellen? Welche finanziellen und personellen Ressourcen werden eingeplant?

Das übergeordnete Projektmanagement wird sinnvollerweise von der Lenkungsgruppe wahrgenommen. Diese Personen sollten sich regelmäßig treffen, einen Projektplan mit den Teams erarbeiten, auf die Einhaltung achten und die Schulung der Mitarbeiter*innen durchführen oder organisieren. Die Lenkungsgruppe braucht klare Entscheidungsbefugnisse. Es ist viel zu klären und besprechen, die Mitglieder der Lenkungsgruppe brauchen dafür geschützte Zeitfenster. Gewährleistet sein sollte, dass die Stationsleitung ärztlich oder pflegerisch mit dabei ist und dass eine enge Zusammenarbeit mit der nächsthöheren Führungsebene stattfindet.

Informationen und Entscheidungen: Die Mitarbeiter*innen müssen nicht nur die zehn Interventionen kennen, sie benötigen auch Kenntnisse des Safewards-Modells und des zugrunde liegenden Konzepts. Später müssen sie zum Projektplan und den einzelnen Schritten gut informiert sein. Umfängliche Informationen an die Mitarbeiter*innen müssen zu Projektbeginn erfolgen, aber sie müssen auch fortlaufend wiederholt und aktualisiert werden. Vermutlich macht es Sinn, den Personalrat schon im Vorfeld miteinzubeziehen. Neben einem Projekttag oder Ähnlichem sollten von Beginn an weitere regelmäßige Termine geplant sein. Für neu zum Team kommende Mitarbeiter*innen sollte geklärt werden, wie sie notwendiges Wissen zügig erlangen. Zudem sollten schriftliche Materialien verfügbar sein.

Informierte Mitarbeiter*innen können in viele Entscheidungen miteinbezogen werden und die Prioritäten und Abläufe im Projektplan mitbestimmen. Das verbessert die Umsetzbarkeit sehr. Parallel sollten die Führungsebenen fortlaufend offensiv kommunizieren, dass das Projekt gewollt ist und wie es unterstützt wird.

Rollen klären und Aufgaben zuweisen: Jede der zehn Safewards-Interventionen braucht einen oder mehrere »Champions«, die sich für die Umsetzung verantwortlich erklären. Am besten ist es, wenn für jede Intervention mindestens zwei Personen aus zwei verschiedenen Berufsgruppen zuständig sind. Im gut informierten Team kann erfragt werden, wer sich für welche Intervention zuständig fühlen will. Vielleicht macht es Sinn, dass alle Mitarbeitenden (ausgenommen Teilzeitmitarbeitende mit geringem Stundenumfang) sich einer Intervention zuordnen. Sobald die Champions feststehen, kann der Zeitplan und die Abfolge geklärt werden. Viele Teams planen die Einführung einer neuen Intervention jeden Monat.

Manche Themen sind einfacher zu implementieren als andere – wobei sich hier die Teams sehr unterscheiden. Ein Beispiel ist die Intervention »Gegenseitiges Kennenlernen«: In manchen Teams geben Mitarbeitende in »Steckbriefen« ein paar unverfängliche persönliche Informationen von sich preis. Die Erfahrungen sind fast immer sehr positiv: Ohne dass im Alltag mehr Zeit investiert wird, verbessert sich die Kommunikation mit den Patient*innen spürbar und es ergeben sich wechselseitig neue Perspektiven. In anderen Teams ist der Widerstand einzelner Mitarbeiter*innen gerade bei dieser Intervention so vehement, dass Unfriede und schwierige Debatten entstehen und mit der Zeit alle entnervt sind. Hier wäre zu überlegen, das Thema eine Weile zurückzustellen, um nicht zu viel Energie zu verlieren; vielleicht ist zu einem späteren Zeitpunkt die Offenheit im Team größer.

Die jeweiligen Champions entwickeln eine Strategie zur Art und Weise, wie sie ihr Thema einführen und klären die dazu erforderlichen Voraussetzungen. (Eventuell sind Anschaffungen erforderlich.) Sie prüfen den Kenntnisstand der Mitarbeiter*innen und veranlassen möglicherweise erforderliche Schulungen. Sie behalten Bedenken und Probleme der Mitarbeiter*innen im Auge und besprechen diese. Dann starten die Champions entsprechend des Projektplans mit der Umsetzung. Sie sind im Verlauf zuständig für die Begleitung der Mitarbeiter*innen und das Monitoring, später für die Aufrechterhaltung der eingeführten Intervention.

Jeder Champion ist ein »Interventionsbevollmächtigter« mit Verantwortung für die Umsetzung. Das ist eine große und für viele Mitarbeiter*innen auch neue Aufgabe. Das Wissen über Strategien der Implementierung oder das Monitoring wurde den wenigsten explizit vermittelt. Die Implementierung findet im normalen Stationsalltag statt, neben allen anderen Aufgaben. Ungewohnt ist oft auch, ein Thema berufsgruppenübergreifend zu implementieren.
Die Lenkungsgruppe muss die Champions daher gut beraten, eng begleiten und bei Bedarf unterstützen.

Monitoring, Evaluation und Nachhaltigkeit

Ohne fortlaufendes Monitoring der Gesamtprozesse wird die Umsetzung nicht reibungsarm gelingen. Verantwortlich für das Monitoring ist die Projektlenkungsgruppe in Zusammenarbeit mit Leitungspersonen. Regelmäßig geprüft und reflektiert werden sollten:

- der Gesamtprozess (Abgleich mit Projektplan),
- jede der implementierten Safewardsinterventionen sowie
- die Motivation und Stimmung der Mitarbeitenden.

Für das Monitoring der Prozesse wird der Projektplan hinsichtlich der Erreichung der formulierten Meilensteine regelmäßig (z. B. monatlich) geprüft. Für alle zehn Interventionen sollte ein eigener Zeitplan und Meilenstein beschrieben sein.
Das Monitoring der einzelnen Interventionen sollte in die Hände der »Champions« gelegt werden. Die Lenkungsgruppe achtet darauf, dass die Champions diese Aufgabe nicht aus den Augen verlieren und für »ihre Intervention« geeignete Kriterien für das Monitoring entwickeln.

Für die Aufrechterhaltung der Prozesse ist wichtig, die Stimmung der Mitarbeiter*innen zu erfassen, um auf möglicherweise auftretende Unzufriedenheiten oder Schwierigkeiten früh reagieren zu können.
Für die Evaluation liegt die »Safewards Fidelity Scale« (s. o.) vor, welche allerdings nur undifferenziert dokumentiert, welche der Interventionen umgesetzt sind. Wichtig ist eher, Veränderungen im Milieu der Station und in der Zusammenarbeit mit den Patienten zu erfassen. Für die Teams ist es sehr motivierend, wenn Safewards geholfen hat, zuvor gemeinsam festgelegten (und hoffentlich verschriftlichten) Teamziele zu erreichen, daher sollten diese Ziele gemeinsam überprüft werden.
Die vielen Elemente von Safewards müssen durch aktives Handeln über die Zeit im Bewusstsein und in der Handlungspraxis aller Mitarbeitenden erhalten werden. Werden Evaluationen fortlaufend durchgeführt und die Ergebnisse im Team diskutiert, ist der wichtigste Schritt für die Nachhaltigkeit getan: Das Thema bleibt im Bewusstsein und auf mögliche neue Barrieren der Umsetzung kann schnell reagiert werden (Jäckel et al. 2021).
Die Safewards-Lenkungsgruppe sollte dauerhaft etabliert bleiben und sich weiterhin – evtl. weitmaschiger – treffen. Sie gewährleistet, dass die Safewards-Umsetzung regelmäßig (immer bei Bedarf, ansonsten monatlich oder quartalsweise) in Teambesprechungen thematisiert wird. Die Champions klären in Absprache mit der Lenkungsgruppe für ihre jeweilige Intervention die Strategien zur Nachhaltigkeit. Idealerweise ordnet sich jede neu ins Team kommende Mitarbeiter*in einer Intervention zu, für deren Aufrechterhaltung er oder sie sich mitverantwortlich fühlt. Feste Verankerungen der Safewards-Idee in grundlegenden Prozessen der Klinik sind förderlich. Beispielsweise kann Safewards Thema in Vorstellungsgesprächen und Einarbeitungskonzepten von Mitarbeiter*innen sein, in der Fortbildung laufend aufgriffen werden, für Qualitätsberichte miterfasst werden und Ähnliches.
Motivierend ist die externe Vernetzung, wenn Mitarbeitende mit anderen »Safewards-Teams« im Austausch sind, zu Netzwerktreffen fahren, sich im Chat austauschen oder Ähnliches.

Weddinger Modell

Julia Junghanss, Lieselotte Mahler

Hintergrund

Das Weddinger Modell wurde im Jahr 2010 an der Psychiatrischen Universitätsklinik der Charité im St. Hedwig Krankenhaus entwickelt und wird seither dort und in anderen Kliniken umgesetzt. Das recoveryorientierte Konzept zielt auf eine Änderung der Stationsstrukturen wie auch der Haltung der Mitarbeitenden. Im Mittelpunkt stehen Partizipation, Individualisierung und Flexibilität der Behandlung (Mahler et al. 2024), u. a. duch Stärkung der Multiprofessionalität und Verzahnung von ambulanten und stationären Therapieangeboten sowie eine trialogische Behandlung unter Einbezug des sozialen Umfeldes der Patient*innen. Bei der Entwicklung des Weddinger Modells stand die Verhinderung von Zwangsmaßnahmen nicht explizit im Vordergrund. Im Rahmen der umfassenden wissenschaftlichen Evaluation konnte jedoch gezeigt werden, dass durch das Weddinger Modell mechanische Zwangsmaßnahmen als auch Zwangsmedikationen signifikant reduziert werden können (Czernin et al. 2020, 2021). Weitere positive Effekte des Weddinger Modells sind eine signifikante Verbesserung der therapeutischen Beziehung, der Patientenzufriedenheit sowie der Resilienz (Mahler et al. 2021, 2024).

Ziele und Nutzen

Ziel des Weddinger Modells ist es, ein recoveryorientiertes Stationskonzept zur Verfügung zu stellen, bei welchem die Patient*innen im Mittelpunkt stehen. Das hilft, die Behandlung von Patient*innen auch in schweren und akuten psychischen Krisen zu verbessern. Das Konzept wurde aus der Praxis heraus entwickelt und sieht eine Veränderung der Stationsstrukturen und der traditionellen Hierarchien vor. Es ist jedoch ohne zusätzlichen personellen Aufwand implementierbar.

Erfahrungen der teilnehmenden Stationen

Die nachhaltige Implementierung des Weddinger Modells gelingt am besten sowohl top-down als auch bottom-up. In allen Implementierungsschritten sollten sowohl Leitungsebene als auch Mitarbeiter*innen der Stationsteams einbezogen werden.
Ein Austausch bzw. eine Vernetzung mit anderen nach dem Weddinger Modell arbeitenden Kliniken ist zu empfehlen. Sie dient der Qualitätsverbesserung und Identifikation der Mitarbeitenden mit der Arbeit nach dem Weddinger Modell.

Von der Theorie in die Praxis

Die Implementierung des Weddinger Modells ist verhältnismäßig zeitaufwendig. Mit Widerständen einzelner Stationsmitglieder ist zu Beginn zu rechnen. Zu Beginn der Implementierung sollte daher eine multiprofessionelle Arbeitsgruppe gegründet werden, welche alle interessierten Mitglieder einlädt, an der konkreten Einführung mitzuwirken. Regelmäßige Treffen sollten fest eingeplant und vonseiten der Leitungsebene sollte reservierte Arbeitszeit hierfür bereitgestellt werden.

Zu erwartender Aufwand der Implementierung:

Finanzieller Aufwand	+
Zeitlicher Aufwand	+++
Personeller Aufwand	+
Schwierigkeitsgrad	+++

Voraussetzungen und Einflussfaktoren

Zentral ist eine Veränderung der Klinik- und Stationsstrukturen hinsichtlich Partizipation und Transparenz sowie die Bereitschaft aller Teammitglieder, multiprofessionell zu arbeiten, sich von starren Stationsregeln zu verabschieden und Hierarchien zu hinterfragen bzw. neu zu gestalten. Ziel ist es, Verantwortung zu teilen und individuelle Therapiepläne mit Patient*innen zu erarbeiten.

Die Empfehlung passt zu psychiatrischen Teams, wenn

- **die Mitarbeiter*innen mit den Patient*innen mehr beziehungsorientiert arbeiten möchten;**
- **die Mitarbeite*innen bereit sind, Patient*innen aktiv in Entscheidungsprozesse miteinzubeziehen;**
- **multiprofessionelles und patientenorientiertes Arbeiten stark gewollt ist;**
- **die Mitarbeiter*innen bereit sind, traditionelle Stationsstrukturen neu zu gestalten, Hierarchien zu hinterfragen und Verantwortung zu teilen und alle sich im Klaren darüber sind, dass dies zu Beginn der Implementierung eine hohe Anpassungsleistung des Teams erfordert;**
- **eine recoveryorientierte Haltung oberste Priorität hat;**
- **die Einführung des Weddinger Modells von Leitungspersonen aller Ebenen unterstützt wird.**

Implemetierungsschritte

Aufklärung und Schulung: Alle Mitarbeitenden sollten über die Kernelemente des Weddinger Modells Bescheid wissen. Hierfür sind regelmäßige Schulungen aller Berufsgruppen notwendig. Alle neuen Mitarbeitenden sollten eine Einführungsschulung erhalen, ca. einmal im Jahr sind Refresher-Schulungen für alle Mitarbeitenden sinnvoll.

Multiprofessionelle Behandlungsteams: Patient*innen werden von multiprofessionellen Bezugstherapeutenteams behandelt, welche Visiten und Gespräche gemeinsam führen. Die spezifische Kompetenz jeder Berufsgruppe steht je nach Bedarf im Vordergrund. Die Behandlungsteams können je nach Behandlungsphase in jedem Setting (stationär, teilstationär, ambulant und bestenfalls aufsuchend) ohne Beziehungsabbruch weiterbehandeln.

Teilen Sie die Patient*innen bei Aufnahme je einem multiprofessionellen Bezugstherapeutenteam zu (MBT – bestehend aus Ärzt*in, mehreren Pflegefachpersonen und Psycholog*in bzw. psychologischen Psychotherapeut*innen in Ausbildung). Und stellen Sie sicher, dass Visiten und Gespräche gemeinsam geführt bzw. eng miteinander abgestimmt werden. Die Zuordnung der Patient*innen in MBTs sollte nach bereits bestehender therapeutischer Beziehung der Patient*innen zum MBT-Mitglied bzw. auf Wunsch der Patient*innen erfolgen. So könnte sich z. B. ein Patient wünschen, von der aufnehmenden Ärztin in der Rettungsstelle auf der Station weiterbehandelt zu werden.

Beachten Sie, dass Patient*innen bei Wiederaufnahme demselben multiprofessionellen Behandlungsteam zugeordnet werden, um die Behandlungskontinuität zu gewährleisten und Vertrauen und Sicherheit zu stärken. Wenn möglich, versuchen Sie, dass Patient*innen im ambulanten Verlauf vom selben MBT weiter betreut werden (z. B. im Rahmen von einer stationsintegrierten PIA).

Individualisierte Visiten und Therapieplanungen: Visiten und Therapieplanungen erfolgen multiprofessionell. Die individuellen Bedürfnisse der Patient*innen stehen bei Visiten im Vordergrund. Das bedeutet, dass keine Gespräche über die Patient*innen, sondern nur gemeinsam mit den Patient*innen stattfinden und auf Vorabbesprechungen im Team verzichtet wird. Visiten nehmen die aktuelle Situation der Patient*innen ganzheitlich in den Fokus. Das heißt, dass Themen wie Ausgänge und Medikation gleichberechtigt neben psychologischen, sozialdienstlichen (z. B. Wohnungssituation) und spezialtherapeutischen Themen (z. B. letzte Musiktherapiesitzung) besprochen werden. Die Leitung der Visite unterliegt nicht unbedingt der Oberärztin oder dem Oberarzt, sondern wechselt je nach Bedarf der Patient*innen. Das bedeutet, dass z. B. bei ungeklärter Wohnsituation die Visite durch die Sozialarbeiterin moderiert wird und das Thema Wohnungssuche bei einer Visite im Vordergrund stehen kann. Therapieplanungen erfolgen individualisiert ebenfalls im mulitprofessionellen Behandlungsteam. Auf standardisierte Therapiepläne wird verzichtet. Zu Beginn der Behandlung sollen Patient*innen ermutigt werden, individuelle Therapieziele zu formulieren. Das Stationstherapieangebot wird vorgestellt, gemeinsam mit dem Patient*innen wird erarbeitet, welche Angebote bei der Erreichung der individuellen Therapieziele hilfreich sein könnten. Während der Behandlung wird regelmäßig gemeinsam mit den Patient*innen evaluiert, ob gesetzte Therapieziele erreicht werden oder der Therapieplan angepasst werden muss. Zum Ende der Behandlung wird gemeinsam mit den Patient*innen evaluiert, ob die individuellen Therapieziele erreicht werden konnten und welche Therapieangebote hierbei hilfreich waren. Eigenverantwortung, Selbstwirksamkeit und Autonomie werden somit auch in schweren psychischen Krisen unterstützt und gestärkt.

Flexibilität des Behandlungssettings bei Behandlerkontinuität: Nicht nur innerhalb der stationären Behandlung sollten die Therapieplanung und das Behandlungssetting an die individuellen Bedürfnisse der Patient*innen angepasst werden. Hierfür sollten teilstationäre, ambulante und bestenfalls auch aufsuchende Behandlungen zur Verfügung stehen, zwischen welchen je nach Behandlungsphase flexibel gewechselt werden kann. Die Behandlungskontinuität sollte hierbei unbedingt gewährleistet sein, um Beziehungsabbrüche und damit verbundenen

Informationsverlust und Therapierückschritte bis hin zu Therapieabbrüchen zu vermeiden.

Die Behandlung in einer Tagesklinik bedeutet, dass Patient*innen zu Hause übernachten und nur tagsüber am Stationsangebot (Visiten, Therapien) teilnehmen. Oftmals fällt Patient*innen der Wechsel in ein anderes Setting leichter, wenn sie das Behandlungsteam und das therapeutische Setting schon kennen. Ferner sollten Patient*innen nach ihrer Entlassung auf Wunsch von denselben Behandler*innen ambulant weiterbetreut werden können. Stationsäquivalente, aufsuchende Behandlungen zu Hause sind ebenfalls ein wichtiger Bestandteil.

Offene Stationstür und Normalisierung des Stationsalltags: Durch kontinuierliche Absprachen mit Patient*innen und im Behandlungsteam wird eine Öffnung der Stationstüren auch auf Akutstationen ermöglicht. Der Stationsalltag sollte möglichst normalisiert und wenig stigmatisierend gestaltet werden. Hierzu gehören flexible Besuchszeiten, die Ermöglichung von Rückzug und Privatsphäre (z. B. durch für Patienten mittels Türchip verschließbare Patientenzimmer, jederzeit zugängliche Beschäftigungsangebote, z. B. Sportgeräte, Stationsbibliothek, Ruheraum) und individualisierte Absprachen und Regeln.

Trialog: Angehörige und Vertrauenspersonen sollten, sofern von der Patient*innen gewünscht, in die Behandlungsplanung miteinbezogen werden. Visiten und Therapieplanung stehen selbstverständlich und jederzeit für Angehörige und Vertrauenspersonen offen, diese werden auch explizit eingeladen.
Zu Genesungsbegleitenden, s. Empfehlung 7
Zur Nachbesprechung von Zwangsmaßnahmen, s. Empfehlung 6
Zu Krisenplänen und Behandlungsvereinbarungen, s. Empfehlung 10

Monitoring, Evaluation und Nachhaltigkeit

Die Arbeit nach dem Weddinger Modell erfordert in vielen Fällen ein Umdenken bezüglich der therapeutischen Haltung und eine tiefgreifende Umgestaltung von tradierten Stationsabläufen. Eine stationsübergreifende Einführung des Weddinger Modells ist daher unbedingt empfehlenswert.
Eine regelmäßige Evaluation des Implementierungsfortschrittes und der regelmäßige multiprofessionelle Austausch über den Stand der Implementierung sollten ebenfalls verankert werden. (Machen wir wirklich MBT-Visiten? Wechseln wir ab, wer in der Visite bzw. Therapieplanung die Patient*innen vorstellt bzw. Gespräche führt? Wie oft machen wir die Stationstüre wirklich auf?)

Als hilfreiches Tool kann die Checkliste Weddinger Modell verwendet werden.

Es empfiehlt sich, sich wie bei allen Empfehlungen konkrete Meilensteine zu setzen und diese in regelmäßigen Abständen zu reevaluieren. Zunächst sollte mit wenigen Bausteinen angefangen werden (z. B. MBT-Visite und Therapieplanung), bevor weitere hinzugenommen werden.
Regelmäßige Schulungen über das Weddinger Modell (obligatorisch für alle neuen Mitarbeiter*innen; Angebot für Refresher-Schulungen) sind unbedingt notwendig (s. Arbeitsgruppe).

Zusammenfassung

Safewards und das Weddinger Modell sind komplexe Interventionen, bestehend aus mehreren Einzelinterventionen und der Etablierung einer veränderten Haltung. Safewards wurde für die Reduzierung von Konflikten und Eindämmungsmaßnahmen entwickelt, das Weddinger Modell zur Etablierung einer patientenorientierten, multiprofessionellen und recoveryorientierten Haltung. Die Implementierung benötigt Zeit, eine gute kontinuierliche Aufklärung und die Schulung aller Mitarbeitenden sowie eine strukturierte Steuerung und Begleitung. Auch die dauerhafte Aufrechterhaltung erfordert fortlaufendes aktives Engagement.

Literatur

Abderhalden, C.; Hahn, S.; Bonner, Y. D. B.; Galeazzi, G. M. (2006): Users perception and views on violence and coercion in mental health. In: D. Richter, R. Whittington (Hg.), Violence in Mental Health Settings (69–92). New York: Springer.

Abderhalden, C.; Needham, I.; Dassen, T.; Halfens, R.; Haug, H.-J.; Fischer, J. E. (2008): Structured risk assessment and violence in acute psychiatric wards. Randomised controlled trial. The British journal of psychiatry: the journal of mental science 193 (1), 44–50. https://doi.org/10.1192/bjp.bp.107.045534

Abderhalden, C.; Scheydt, S. (2023): Milieugestaltung. In: D. Sauter, C. Abderhalden, I. Needham, S. Wolff (Hg.): Lehrbuch Psychiatrische Pflege. 4. vollst. aktualisierte und erweiterte Auflage (508–521). Bern: Hogrefe.

AFG-PsyP – Akademische Fachgesellschaft Psychiatrische Pflege des Schweizerischen Vereins für Pflegewissenschaft (VfP) (2019): Intensivbetreuungen erwachsener Menschen in psychiatrischer Behandlung: Empfehlungen. https://www.vfp-apsi.ch/fileadmin/user_upload/ Intensivbetreuung_erwachsener_Menschen_in_psychiatrischer_Behandlung_AFG_PsyP.pdf (13.02.2023).

Al-Wandi, M. S. I.; Baumgardt, J.; Jäckel, D.; Helber-Böhlen, H.; Voigt, A.; Mc Cutcheon, A.-K., ... Bechdolf, A. (2023): Langzeitevaluation der Implementierung des Safewards-Modells – Ergebnisse einer Follow-Up-Erhebung unter Patient*innen und Mitarbeitenden der Akutpsychiatrie [Long Term Evaluation of the Implementation of the Safewards Model – Results of a Follow-Up-Study Among Patients and Staff in Acute Psychiatric Wards]. Psychiatrische Praxis, 50(2), 98–102. https://doi.org/10.1055/a-1961-1486

Aretz, T.; Jungbauer, J. (2019): How do Psychiatric Executives Evaluate the Inclusion of Experienced Patients as Peer Workers? Results from an Explorative Interview Study. Psychiatrische Praxis, 46 (8), 432–438.

Askew, L.; Fisher, P.; Beazley, P. (2019): What are adult psychiatric inpatients' experience of seclusion: A systematic review of qualitative studies. Journal of Psychiatric and Mental Health Nursing, 26 (7–8), 274–285. https://doi.org/10.1111/jpm.12537

Badouin, J.; Bechdolf, A.; Bermpohl, F.; Baumgardt, J.; Weinmann, S. (2023): Preventing, Reducing, and Attenuating Restraint-A Prospective Controlled Trial of the Implementation of Peer Support in Acute Psychiatry. Frontiers in Psychiatry, 14, 121.

Baumgardt, J.; Jäckel, D.; Helber-Böhlen, H.; Stiehm, N.; Morgenstern, K.; Voigt, A.; . . . Weinmann, S. (2019): Preventing and Reducing Coercive Measures-An Evaluation of the Implementation of the Safewards Model in Two Locked Wards in Germany. Frontiers in Psychiatry, 10, 340. https://doi.org/10.3389/fpsyt.2019.00340

Bighelli, I.; Ostuzzi, G.; Girlanda, F.; Cipriani, A.; Becker, T.; Koesters, M.; Barbui, C. (2016): Implementation of treatment guidelines for specialist mental health care. The Cochrane Database of Systematic Reviews, 12, CD009780. https://doi.org/10.1002/14651858.CD009780.pub3

Birken, S. A.; Haines, E. R.; Hwang, S.; Chambers, D. A.; Bunger, A. C.; Nilsen, P. (2020): Advancing understanding and identifying strategies for sustaining evidence-based practices: A review of reviews. Implementation Science : IS, 15 (1), 88. https://doi.org/10.1186/s13012-020-01040-9

Blair, M.; Moulton-Adelman, F. (2015): The Engagement Model for reducing seclusion and restraint: 13 years later. Journal of Psychosocial Nursing and Mental Health Services, 53 (3), 39–45. https://doi.org/10.3928/02793695-20150211-01

Boggatz, T. (2022): Implementierung von Innovation und Praxisentwicklung. In: M. Schilder, T. Boggatz (Hg.): Gerontologische Pflege. Praxisentwicklung und Akademisierung in der Pflege: Perspektiven für Forschung und Praxis (pp. 43–53). Stuttgart: Kohlhammer Verlag.

Bonner, G.; Lowe, T.; Rawcliffe, D.; Wellman, N. (2002). Trauma for all: a pilot study of the subjective experience of physical restraint for mental health inpatients and staff in the UK. Journal of Psychiatric and Mental Health Nursing, 9 (4), 465–473.

Borbé, R. (2016): Behandlungsvereinbarungen, Vorsorgevollmachten und Patientenverfügungen. In: M. Zinkler, K. Laupichler, M. Osterfeld (Hg.): Prävention von Zwangsmaßnahmen (198–208). Köln: Psychiatrie Verlag.

Bowers, L.; James, K.; Quirk, A.; Simpson, A.; Stewart, D.; Hodsoll, J. (2015): Reducing conflict and containment rates on acute psychiatric wards: The Safewards cluster randomised controlled trial. International Journal of Nursing Studies, 52 (9), 1412–1422. https://doi.org/10.1016/j.ijnurstu.2015.05.001

Bramesfeld, A.; Dinter, F.; Meyer-Pfeffermann, E.; von den Benken, G. (2021): Planungshilfe deeskalierende psychiatrische Akutstationen. Niedersächsisches Ministerium für Soziales, Gesundheit und Gleichstellung.
https://www.ms.niedersachsen.de/startseite/gesundheit_pflege/gesundheit/psychiatrie_und_psychologische_hilfen/landeskrankenhauser/die-niedersachsischen-landeskrankenhauser-13890.html_(18.09.2023).

Breimaier, H. E. (2016): Strategien zur Beeinflussung und Steuerung von Implementierungsprozessen. In: M. Hoben, M. Bär, H.-W. Wahl (Hg.), Implementierungswissenschaft für Pflege und Gerontologie: Grundlagen, Forschung und Anwendung – Ein Handbuch (167–185). Stuttgart: Kohlhammer Verlag.

Burgers, J.; van der Weijden, T.; Grol, R. (2020): Clinical Practice Guidelines as a Tool for Improving Patient Care. In: M. Wensing, R. Grol, J. Grimshaw (Eds.), Improving patient care: The implementation of change in health care (103–129). Oxford: Wiley-Blackwell.

BVerfG, Beschluss des Zweiten Senats vom 08. Juni 2021, 2 BvR 1866/17, 2 BvR 1314/18

Callaghan, P.; Almvik, R.; Fluttert, F.; Hahn, S.; Hatling, T.; Mc Kenna, K.; Oud, N. (Hg.) (2022): Violence in Clinical Psychiatry – Proceedings of the 12th European Congress on Violence in Clinical Psychiatry. Leiden: Sympopna – Leids Congres Bureau.

Camerino, D.; Estryn-Behar, M.; Conway, P. M.; van Der Heijden, B. I. J. M.; Hasselhorn, H. M. (2008): Work-related factors and violence among nursing staff in the European NEXT study: a longitudinal cohort study. International Journal of Nursing Studies, 45 (1), 35–50.

Chaudoir, S. R.; Dugan, A. G.; Barr, C. H. I. (2013): Measuring factors affecting implementation of health innovations: A systematic review of structural, organizational, provider, patient, and innovation level measures. Implementation Science : IS, 8, 22. https://doi.org/10.1186/1748-5908-8-22

Chieze, M.; Hurst, S.; Kaiser, S.; Sentissi, O. (2019): Effects of Seclusion and Restraint in Adult Psychiatry: A Systematic Review. Frontiers in Psychiatry, 10, 491. https://doi.org/10.3389/fpsyt.2019.00491

Ciompi, L.; Hoffmann, H.; Broccard, M. (Hg). (2011): Wie wirkt Soteria? Eine atypische Psychosenbehandlung kritisch durchleuchtet. Carl-Auer Verlag. Heidelberg.

Collingwood, S.; McKenzie-Smith, L. (2021): What is the impact of staff wearing uniforms in psychiatric inpatient settings? Journal of Psychiatric Intensive Care, 17 (2), 89–97.

Colton, D. (2004): Checklist for Assessing Your Organization's Readiness for Reducing Seclusion and Restraint. https://www.gesundheitsdienstportal.de/risiko-uebergriff/infoplus/7_3_3c.pdf (03.04.2024).

Cooper, C.; Bebbington, P.; King, M. et al. (2007): Why people do not take their psychotropic drugs as prescribed: results oft the 2000 National Psychiatric Morbidity Survey. Acta Psychiatr Scand. 116 (1): 47–53.

Craig, P.; Dieppe, P.; Macintyre, S.; Michie, S.; Nazareth, I.; Petticrew, M. (2008): Developing and evaluating complex interventions: The new Medical Research Council guidance. BMJ (Clinical Research Ed.), 337, a1655. https://doi.org/10.1136/bmj.a1655

Cross, G.; Kay, G.; Johnston, A.; Paterson, B.; Reid, K.; Thomas, B. (2022): Towards Safer Services. https://restraintreductionnetwork.org/wp-content/uploads/2022/06/Towards_Safer_Services_V_22_Final.pdf (07.07.2023).

Czernin, K.; Bermpohl, F.; Heinz, A.; Wullschleger, A.; Mahler, L. (2020): Auswirkungen der Etablierung des psychiatrischen Behandlungskonzepts »Weddinger Modell« auf mechanische Zwangsmaßnahmen. Psychiatrische Praxis, 47 (05), 242–248.

Czernin, K.; Bermpohl, F.; Wullschleger, A.; Mahler, L. (2021): Effects of Recovery-Orientation on the Use of Forced Medication and Maximum Daily Drug Dose: The »Weddinger Modell«. Frontiers in Psychiatry, 2335.

Damschroder, L. J.; Aron, D. C.; Keith, R. E;, Kirsh, S. R.; Alexander, J. A.; Lowery, J. C. (2009): Fostering implementation of health services research findings into practice: A consolidated framework for advancing implementation science. Implementation Science : IS, 4, 50. https://doi.org/10.1186/1748-5908-4-50

Dawber, C. (2013): Reflective practice groups for nurses: a consultation liaison psychiatry nursing initiative: part 2–the evaluation. International Journal of Mental Health Nursing, 22 (3), 241–248. https://onlinelibrary.wiley.com/doi/abs/10.1111/j.1447-0349.2012.00841.x

DFPP – Deutsche Fachgesellschaft Psychiatrische Pflege e. V. (2016): Umgang mit freiheitsentziehenden Maßnahmen in der akutpsychiatrischen stationären Versorgung. Stellungnahme der Deutschen Fachgesellschaft Psychiatrische Pflege. https://dfpp.de/wp-content/uploads/2020/03/2016-05-DFPP-Empfehlung_FEM-Akutpsychiatrie.pdf, (03.04.2024).

DGPPN – Deutsche Gesellschaft für Psychiatrie, Psychotherapie und Nervenheilkunde (Hg.) (2019 a): S3-Leitlinie Psychosoziale Therapien bei schweren psychischen Erkrankungen. S3-Praxisleitlinien in Psychiatrie und Psychotherapie. 2. Auflage. Berlin: Springer.

DGPPN – Deutsche Gesellschaft für Psychiatrie, Psychotherapie und Nervenheilkunde (Hg.) (2019 b): S3-Leitlinie Verhinderung von Zwang. Prävention und Therapie aggressiven Verhaltens bei Erwachsenen. Berlin: Springer.

DGPPN – Deutsche Gesellschaft für Psychiatrie, Psychotherapie und Nervenheilkunde (2023): Patientenverfügung und psychische Erkrankung.Praxisempfehlung. https://www.dgppn.de/_Resources/Persistent/9b4786788e86946c8e2930ddb8abaec0e1e975a0/2023-05-16_Praxisempfehlung_PatV_final.pdf (03.04.2023).

DGUV – Deutsche Gesetzliche Unfallversicherung (2017). Traumatische Ereignisse – Prävention und Rehabilitation. DGUV Grundsatz 306-001. https://publikationen.dguv.de/widgets/pdf/download/article/3228 (29.07.2023)

Dickens, G. L.; O'Shea, L. E.; Christensen, M. (2020): Structured assessments for imminent aggression in mental health and correctional settings. Systematic review and meta-analysis. International journal of nursing studies 104, S. 103526 https://doi.org/10.1016/j.ijnurstu.2020.103526

Dietz, Angelika (1998): Behandlungsvereinbarungen: vertrauensbildende Maßnahmen in der Akutpsychiatrie: Psychiatrie Verlag.

Dobrescu, A.; Fangmeyer, M.; Klerings, I. (2021): Einfluss des Safewards- Modells auf Konflikte, Eindämmungs- und Zwangsmaßnahmen im akutpsychiatrischen Setting: Rapid Review.: EbN Evidenzbasiertes Informationszentrum für Pflegende. https://ebninfo.at/antwortdokumente/RapidReview_Safewards_Modells_2021_05.pdf (03.04.2024).

Doran, G. T. (1981): There's a S.M.A.R.T. way to write management's goals and objectives. Management Review, 70 (11), 35–36.

Drake, R. E.; Gorman, P.; Torrey, W. C. (2005): Implementing adult ›tool kits‹ in mental health. In: D. L. Fixsen, S. F. Nacom, K. A. Blase, R. M. Friedman; F. Wallance (Eds.), Implementation research: A synthesis of the literature. Florida, Tampa: University of South Florida.

Duxbury, J. A. (2015): The Eileen Skellern Lecture 2014: Physical restraint: in defence of the indefensible? Journal of Psychiatric and Mental Health Nursing, 22 (2), 92–101. https://doi.org/10.1111/jpm.12204

Eckstein, C.; Burkhardt, H. (2021): Voraussetzungen für eine Implementierung von multikomponenten, non-pharmakologischen Delir-Interventionen in der Akutklinik. Pflege & Gesellschaft, 26 (2), 156–180.

Efkemann, S. A.; Haußleiter, I. S.; Steinert, T.; Hoffmann, K.; Juckel, G. (2022): Dokumentation, Anwendung und Ansätze zur Reduktion von unfreiwilligen Unterbringungen und Zwangsmaßnahmen. Ergebnisse einer bundesweiten Befragung akutpsychiatrischer Krankenhäuser in Deutschland. Psychiatrische Praxis 49 (7), S. 345–351. https://doi.org/10.1055/a-1757-4697

EuGH – Europaïscher Gerichtshof für Menschenrechte (2021): Die Europäische Menschenrechtskonvention. https://www.echr.coe.int/documents/d/echr/Convention_DEU (07.07.2023).

Europäisches Komitee zur Verhütung von Folter und unmenschlicher oder erniedrigender Behandlung oder Strafe (CPT) (2002): CPT-Standards. https://www.humanrights.ch/cms/upload/pdf/110804_cpt-standards.pdf (07.07.2023).

Feldmann Barrett, L. (2018): How Emotions Are Made: The Secret Life of the Brain. London: Pan.

Forsner, T.; Hansson, J.; Brommels, M.; Wistedt, A. A.; Forsell, Y. (2010): Implementing clinical guidelines in psychiatry: A qualitative study of perceived facilitators and barriers. BMC Psychiatry, 10, 8. https://doi.org/10.1186/1471-244X-10-8

Frueh, B. C.; Knapp, R. G.; Cusack, K. J.; Grubaugh, A. L.; Sauvageot, J. A.; Cousins, V. C.; Hiers, T. G. (2005): Special section on seclusion and restraint: patients' reports of traumatic or harmful experiences within the psychiatric setting. Psychiatr. Serv. 56 (9), 1123–1133. https://doi.org/10.1176/appi.ps.56.9.1123

Gather, J.; Noeker, M.; Juckel, G. (Hg.) (2017): LWL-Standard zur Vermeidung, Anwendung und Dokumentation von freiheitsentziehenden Maßnahmen und Zwangsbehandlungen in der Psychiatrie. Pabst Science Publishers. Lengerich: Pabst Science Publishers.

Gerace, A.; Oster, C.; O'Kane, D.; Hayman, C. L.; Muir-Cochrane, E. (2018): Empathic processes during nurse-consumer conflict situations in psychiatric inpatient units: A qualitative study. International Journal of Mental Health Nursing, 27 (1), 92–105. https://doi.org/10.1111/inm.12298

Girlanda, F.; Fiedler, I.; Becker, T.; Barbui, C.; Koesters, M. (2017): The evidence-practice gap in specialist mental healthcare: Systematic review and meta-analysis of guideline implementation studies. The British Journal of Psychiatry: the Journal of Mental Science, 210 (1), 24–30. https://doi.org/10.1192/bjp.bp.115.179093

Goulet, M.-H., Larue, C.; Dumais, A. (2017): Evaluation of seclusion and restraint reduction programs in mental health: A systematic review. Aggression and Violent Behavior, 34 (1), 139–146. https://doi.org/10.1016/j.avb.2017.01.019

Graham, I. D.; Logan, J. (2004). Translating Research: Innovations in Knowledge Transfer and Continuity of Care. CJNR, 36 (2), 89–103.

Greenhalgh, T.; Robert, G.; Macfarlane, F.; Bate, P.; Kyriakidou, O.; Peacock, R. (2005): Storylines of research in diffusion of innovation: A meta-narrative approach to systematic review. Social Science & Medicine (1982), 61 (2), 417–430. https://doi.org/10.1016/j.socscimed.2004.12.001

Grol, R. (2020): Planning of Implementation. In: M. Wensing, R. Grol, J. Grimshaw (Eds.), Improving patient care: The implementation of change in health care (331–344). Oxford: Wiley-Blackwell.

Grol, R.; Grimshaw, J. (2003): From best evidence to best practice: effective implementation of change in patients' care. The Lancet, 362, 1225–1230.

Grol, R.; Wensing, M. (2020): Effective Implementation of Change in Healthcare: A Systematic Approach. In: M. Wensing; R. Grol; J. Grimshaw (Eds.), Improving patient care: The implementation of change in health care (pp. 45–71). Oxford: Wiley-Blackwell.

Gruen, R. L.; Elliott, J. H.; Nolan, M. L.; Lawton, P. D.; Parkhill, A.; McLaren, C. J.; Lavis, J. N. (2008): Sustainability science: An integrated approach for health-programme planning. Lancet (London, England), 372 (9649), 1579–1589. https://doi.org/10.1016/S0140-6736(08)61659-1

Harvey, G.; Kitson, A. (2016): PARIHS revisited: From heuristic to integrated framework for the successful implementation of knowledge into practice. Implementation Science : IS, 11, 33. https://doi.org/10.1186/s13012-016-0398-2

Haun, M.; Hoffmann, H. (2015): Soteria Bern. Psychotherapie im Dialog 16 (03), 89–91. https://doi.org/10.1055/s-0041-102241.

Hawsawi, T.; Power, T.: Zugai, J.; Jackson, D. (2020): Nurses' and consumers' shared experiences of seclusion and restraint: A qualitative literature review. International Journal of Mental Health Nursing, 29 (5), 831–845. https://doi.org/10.1111/inm.12716

Hemkendreis, B.; Löhr, M.; Schulz, M.; Nienaber, A. (2013): Ein erster Schritt in die richtige Richtung: Praxisempfehlung Intensivbetreuungen. Psych. Pflege Heute, 19 (02), 93–96. https://doi.org/10.1055/s-0033-1338157

Henderson, C.; Flood, C.; Leese, M.; Thornicroft, G.; Sutherby, K.; Szmukler, G. (2004): Effect of joint crisis plans on use of compulsory treatment in psychiatry: single blind randomised controlled trial. BMJ (Clinical research ed.) 329 (7458), S. 136. https://doi.org/10.1136/bmj.38155.585046.63

Hilzensauer, W. (2008): Theoretische Zugänge und Methoden zur Reflexion des Lernens. Ein Diskussionsbeitrag Vol. 5. Bildungsforschung (S. 1–18). Retrieved 18.06.2021 from https://bildungsforschung.org/ojs/index.php/bildungsforschung/article/view/77

Hoben, M. (2016): Einflussfaktoren in Implementierungsprozessen. In: M. Hoben, M. Bär, H.-W. Wahl (Eds.), Implementierungswissenschaft für Pflege und Gerontologie: Grundlagen, Forschung und Anwendung. Ein Handbuch (150–166). Stuttgart: Kohlhammer Verlag.

Hoben, M.; Bär, M. (2016): Outcomes in Implementierungsprozesse und standardisierte Instrumente zu deren Messung. In: M. Hoben, M. Bär, H.-W. Wahl (Hg.), Implementierungswissenschaft für Pflege und Gerontologie: Grundlagen, Forschung und Anwendung – Ein Handbuch (S. 224–241). Stuttgart: Kohlhammer Verlag.

Holzke, M. (2023): Teamarbeit. In: D. Sauter, C. Abderhalden, I. Needham, S. Wolff (Hg.): Lehrbuch Psychiatrische Pflege. 4. vollst. aktualisierte und erweiterte Auflage (276–291). Bern: Hogrefe.

Huckshorn, K. A. (2005): Six Core Strategies to Reduce the Use of Seclusion and Restraint Planning Tool. Hg. v. National Association of State Mental Health Program Directors. Washington. https://www.ot-innovations.com/wp-content/uploads/2014/09/2._six_core_sr20plan20template20with20cover207-05.pdf (05.06.2023).

Huckshorn, K. A. (2006): Six core strategies for reducing seclusion and restraint use. Draft Example: Policy and Procedure on Debriefing for Seclusion and Restraint Reduction Projects. Hg. v. National Association of State Mental Health Program Directors, www.nasmhpd.org. https://www.ot-innovations.com/wp-content/uploads/2014/09/4_policy_and_procedure_on_debriefing_debriefing20p20and20p20with20cover207-05.pdf (25.06.2023).

Hulscher, M.; Wensing, M. (2020): Multifaceted Implementation Strategies. In: M. Wensing, R. Grol, J. Grimshaw (Eds.), Improving patient care: The implementation of change in health care (313–327). Oxford: Wiley-Blackwell.

Hvidhjelm, J.; Berring, L. L.; Whittington, R.; Woods, P.; Bak, J.; Almvik, R. (2023). Short-term risk assessment in the long term: A scoping review and meta-analysis of the Brøset Violence Checklist. Journal of Psychiatric and Mental Health Nursing, 30 (4), 637–648. https://doi.org/10.1111/jpm.12905

International Labour Office – ILO, ICN, WHO, PSI (2002): Framework Guidelines for Addressing Workplace Violence in the Health Sector. https://www.ilo.org/global/topics/safety-and-health-at-work/resources-library/training/WCMS_108542/lang--en/index.htm (05.04.2024).

IQWiG, Institut für Qualität und Wirtschaftlichkeit im Gesundheitswesen (2016): Umsetzung von Leitlinien – hinderliche und förderliche Faktoren: IQWiG-Berichte – Nr. 389. https://www.iqwig.de/download/V12-04_Abschlussbericht_Umsetzung-von-Leitlinien.pdf (05.04.2024).

Jäckel, D.; Baumgardt, J.; Helber-Böhlen, H.; Stiehm, N.; Morgenstern, K.; Voigt, A.; ... Weinmann, S. (2019): Veränderungen des Stationsklimas und der Arbeitszufriedenheit nach Einführung des Safewards-Modells auf zwei geschützten akutpsychiatrischen Stationen – Eine multiperspektivische Evaluation [Changes on Ward Atmosphere and Job Satisfaction after Implementation of the Safewards Model in Two Locked Acute Psychiatric Wards – A Multi-Perspective Evaluation]. Psychiatrische Praxis 46 (7), 369–375. https://doi.org/10.1055/a-0945-3599

James, K.; Quirk, A.; Patterson, S.; Brennan, G.; Stewart, D. (2017): Quality of intervention delivery in a cluster randomised controlled trial: A qualitative observational study with lessons for fidelity. Trials, 18 (1), 548. https://doi.org/10.1186/s13063-017-2189-8

Ketelsen, R.; Walter, G. (2019): Risikoeinschätzung und Erfassung von Aggression und Gewalt. In: J. Nau, G. Walter, N. Oud (Hg.): Aggression, Gewalt und

Aggressionsmanagement. Lehr- und Praxishandbuch zur Gewaltprävention für Pflege-, Gesundheits- und Sozialberufe. 2., vollständig überarbeitete und erweiterte Auflage.

Kirchner, J. E.; Smith, J. L.; Powell, B. J.; Waltz, T. J.; Proctor, E. K. (2020): Getting a clinical innovation into practice: An introduction to implementation strategies. Psychiatry Research, 283, 112467. https://doi.org/10.1016/j.psychres.2019.06.042

Klein, D.; Becker, C.; Rapp, K. (2016): Interventionserfolg versus Implementierungserfolg: Der implementierungswissenschaftliche Fokus in Interventionsstudien am Beispiel kommunaler Maßnahmen zu Bewegungsförderung und Sturzprävention. In: M. Hoben, M. Bär, H.-W. Wahl (Hg.), Implementierungswissenschaft für Pflege und Gerontologie: Grundlagen, Forschung und Anwendung – Ein Handbuch (205–223). Stuttgart: Kohlhammer Verlag.

Krämer, G.; Walter, G. (2019): Interventionen zur Gestaltung der Umgebung. In: J. Nau; G. Walter; N. Oud (Hg.), Aggression, Gewalt und Aggressionsmanagement: Lehr- und Praxishandbuch zur Gewaltprävention für Gesundheits- und Sozialberufe (230–252). Bern: Hogrefe.

Lang, U. E.; Walter, M.; Borgwardt, S.; Heinz, A. (2016): Über die Reduktion von Zwangsmaßnahmen durch eine »offene Türpolitik«. Psychiatrische Praxis 43 (6), 299–301. https://doi.org/10.1055/s-0042-111032

Lau, R.; Stevenson, F.; Ong, B. N.; Dziedzic, K.; Treweek, S.; Eldridge, S., . . . Murray, E. (2016): Achieving change in primary care – causes of the evidence to practice gap: Systematic reviews of reviews. Implementation Science : IS, 11, 40. https://doi.org/10.1186/s13012-016-0396-4

Lennox, L.; Linwood-Amor, A.; Maher, L.; Reed, J. (2020): Making change last? Exploring the value of sustainability approaches in healthcare: A scoping review. Health Research Policy and Systems, 18 (1), 120. https://doi.org/10.1186/s12961-020-00601-0

Lennox, L.; Maher, L.; Reed, J. (2018): Navigating the sustainability landscape: A systematic review of sustainability approaches in healthcare. Implementation Science : IS, 13 (1), 27. https://doi.org/10.1186/s13012-017-0707-4

Logan, J.; Graham, I. D. (2010): The Ottawa model of research use: Models and frameworks for implementing evidence-based practice: linking evidence to action. Oxford: Wiley-Blackwell, 83–108.

Löhr, M.; Schulz, M.; Nienaber, A. (2019): Safewards: Sicherheit durch Beziehung und Milieu (1. Auflage). Köln: Psychiatrie Verlag.

Löhr, M.; Schulz, M.; Nienaber, A. (2023): Safewards. Sicherheit durch Beziehung und Milieu. 3., vollständig überarbeitete Auflage 2023. Köln: Psychiatrie Verlag.

Mahler, L.; Jarchov-Jàdi, I.; Gervink, A.; Ayilmaz, H.; Wilfer, A.; Sischka, K.; ...; von Peter, S. (2015): Mehrperspektivität und Peers auf psychiatrischen Akutstationen. Nervenheilkunde, 34 (04), 249–252.

Mahler L.; Jarchov-Jádi I.; Montag C. et al. (2024): Das Weddinger Modell: Resilienz- und Ressourcenorientierung im klinischen Kontext. Köln: Psychiatrie Verlag; 2. Auflage.

Mahler L; Oster A.; Vandamme A. (2021): Das Weddinger Modell: Beziehungsförderung und Zwangsvermeidung in der Behandlung von Menschen mit Psychosen. Nervenheilkunde 40: 430–435.

Mahler, L.; Wullschleger, A.; Wilfer, A.; Nietert, M.; Gervink, A. (2017): Leitfaden zur Nachbesprechung von Zwangsmaßnahmen. Psychiatrische Universitätsklinik der Charité im St. Hedwig-Krankenhaus.

Mahler L.; Wullschleger A.; Oster A. (2022): Nachbesprechung von Zwangsmaßnahmen. Ein Praxisleitfaden. Köln: Psychiatrie Verlag.

Mahlke, C.; Schulz, G.; Sielaff, G.; Nixdorf, R.; Bock, T. (2019): Einsatzmöglichkeiten von Peerbegleitung in der psychiatrischen Versorgung. Bundesgesundheitsblatt-Gesundheitsforschung-Gesundheitsschutz, 62 (2), 214–221.

Martimportugués-Goyenechea, C.; Gómez-Jacinto, L. (2005): Simultaneous multiple stressors in the environment: Physiological stress reactions, performance, and stress evaluation. Psychological reports, 97 (3), 867–874

Mavrogiorgou, P.; Juckel, G. (2015): Erregungszustände. Der Nervenarzt 86 (9), 1111–1119. https://doi.org/10.1007/s00115-014-4149-9

Mayer, M.; Witzmann, M. (2020): Zwang gegenüber Patienten. Über den Umgang mit ethischen Herausforderungen in der psychiatrischen Pflege. Pflege & Gesellschaft 25 (4), 306–319. https://doi.org/10.3262/P&G2004306

McCormack, B.; Manley, K. (2009): Die Evaluation von Praxisentwicklung. In: B. McCormack, K. Manley, B. Garbett (Eds.), Praxisentwicklung in der Pflege (81–104). Bern: Huber.

McKenna, K. (2008): Linking Safety and Service: Together Creating Safer Places of Service. Dublin: Health Service Executive Ireland.

McKenna, K. J.; Paterson, B. (2006): Locating Training Within a Strategic Organizational Response to Aggression and Violence. In: D. Richter; R. Whittington (Hg.), Violence in Mental Health Settings : Causes, Consequences, Management (231–251). New York: Springer Science and Business Media.

Meehan, T.; Alwis, A.; Stedman, T. (2016): Identifying patients at risk of inpatient aggression at the time of admission to acute mental health care. What factors should clinicians consider? In: Advances in Mental Health 15 (2), 161–171. https://doi.org/10.1080/18387357.2016.1259001

Meyer, G.; Balzer, K.; Wilborn, D.; Fleischer, S.; Berg, A.; Köpke, S. (2015): Unwirksamkeit, Schaden und nicht intendierte Folgen der Implementierung von Interventionen. In: P. Zängl (Hg.), Zukunft der Pflege: 20 Jahre Norddeutsches Zentrum zur Weiterentwicklung der Pflege (71–91). Wiesbaden: Springer VS.

Mielau, J.; Altunbay, J.; Heinz, A.; Reuter, B.; Bermpohl, F.; Rentzsch, J. et al. (2017): Psychiatrische Zwangsmaßnahmen. Prävention und Präferenzen aus Patientenperspektive. Psychiatrische Praxis 44 (6), 316–322. https://doi.org/10.1055/s-0042-105861

Möhler, R.; Köpke, S.; Meyer, G. (2015): Criteria for Reporting the Development and Evaluation of Complex Interventions in healthcare: Revised guideline (CReDECI 2). Trials, 16, 204. https://doi.org/10.1186/s13063-015-0709-y

Moser, T.; Walter, G.; Stefan, H. (2022): Es braucht Kompetenz: Aggressions- und Gewaltmanagement bei Mitarbeitenden, in der Einrichtung, im System. Psychiatrische Pflege, 7 (2), 27–30.

Muche-Borowski, C.; Nothacker, M.; Kopp, I. (2015): Leitlinienimplementierung: Wie schließen wir die Lücke zwischen Evidenz und Anwender? [Implementation of clinical practice guidelines: how can we close the evidence-practice gap?]. Bundesgesundheitsblatt, Gesundheitsforschung, Gesundheitsschutz, 58 (1), 32–37. https://doi.org/10.1007/s00103-014-2078-1

Muir-Cochrane, E. C.; Baird, J.; McCann, T. V. (2015): Nurses' experiences of restraint and seclusion use in short-stay acute old age psychiatry inpatient units: a qualitative study. Journal of psychiatric and mental health nursing, 22 (2), 109–115.

Murphy, T.; Bennington-Davis, M. (2005): Restraint and seclusion: The model for eliminating their use in healthcare. Middleton: HCPro Inc.

NAGS – NAGS Österreich; NAGS Schweiz; NAGS Deutschland (2023): EVA-Erfassung von Aggressionsereignissen. Information zu EvA (Erfassung von Aggressionsereignissen). NAGS Deutschland. https://nags-deutschland.de/downloads/ (27.03.2023).

Nau, J.; Walter, G. (2019): Ausbildung von Multiplikator*innen und Training von Mitarbeiter*innen. 2., vollständig überarbeitete und erweiterte Auflage. In: J. Nau; G. Walther; N. Oud (Hg.), Aggression, Gewalt und Aggressionsmanagement – Lehr- und Praxishandbuch zur Gewaltprävention für Pflege-, Gesundheits- und Sozialberufe (499–511). Bern: Hogrefe.

Needham, I. (2020): Hinweise und häufig gestellte Fragen zur Anwendung der modifizierten Brostet-Gewalt-Checkliste (BVC-CH). Informationsbroschüre. Wil, Schweiz: Eigenverlag.

NICE – National Institute for Clinical Excellence (2005): The short-term management of disturbed/violent behaviour in in-patient psychiatric settings and emergency departments (clinical practice guidelines). https://pubmed.ncbi.nlm.nih.gov/21834187/ (03.04.2024).

NICE – National Institute for Clinical Excellence (2015): Violence and aggression: short-term management in mental health, health and community settings. NICE guideline NG10. London: National Institute for Clinical Excellence.

Nienaber, A.; Franz, S.; Chu, S. (2021): Intensive Betreuungen dokumentieren. Psychiatrische Pflege, 6 (1), 41–44. https://doi.org/10.1024/2297-6965/a000339

Nienaber, A.; Schulz, M.; Hemkendreis, B.; Lohr, M. (2013): Special observation in inpatient treatment of people with mental illness [Die intensive Uberwachung von Patienten in der stationaren psychiatrischen Akutversorgung]. Psychiatrische Praxis, 40 (1), 14–20. https://doi.org/10.1055/s-0032-1327294

Nijman, H. L. I.; Palmstierna, T.; Almvik, R.; Stolker, J. J. (2005): Fifteen years of research with the Staff Observation Aggression Scale. A review. Acta psychiatrica Scandinavica 111 (1), 12–21. https://doi.org/10.1111/j.1600-0447.2004.00417.x

Nilsen, P. (2015): Making sense of implementation theories, models and frameworks. Implementation Science : IS, 10, 53. https://doi.org/10.1186/s13012-015-0242-0

NIMHE – National Institute for Mental Health in England (2004): Implementation Guide – Developing Positive Practice to Support the Safe and Therapeutic Management of Aggression and Violence in Mental Health In-patient Settings. https://www.nimhe.org.uk/downloads/78130-DoH-Viol%20Management.pdf (02.08.2023).

Nossek, A.; Werning, A.; Otte, I.; Vollmann, J.; Juckel, G.; Gather, J. (2021): Evolvement of peer support workers' roles in psychiatric hospitals: A longitudinal qualitative observation study. Community Mental Health Journal, 57 (3), 589–597.

O'Dea, A.; Flin, R. (2003): The role of managerial leadership in determining workplace safety outcomes. https://www.hse.gov.uk/research/rrpdf/rr044.pdf (02.08.2023).

Olofsson, B. (2005): Opening up: psychiatric nurses' experiences of participating in reflection groups focusing on the use of coercion. Journal of Psychiatric and Mental Health Nursing, 12 (3), 259–267. https://doi.org/10.1111/j.1365-2850.2005.00827.x

Olver, J.; Love, M.; Daniel, J.; Norman, T.; Nicholls, D. (2009): The impact of a changed environment on arousal levels of patients in a secure extended rehabilitation facility. Australasian Psychiatry, 17 (3), 207–211.

Oud, N. (2006): Aggression management training programmes: Contents, implementation, and organization. In: D. Richter; R. Whittington (Hg.), Violence in Mental Health Settings: Causes, Consequences, Management (S. 193–210). New York: Springer Science and Business Media.

Oud, N.; Walter, G. (2009): Aggression in der Pflege. Unterostendorf: Ibicura.

Oud, N.; Walter, G. (2020): 9-Phasenmodell Gewaltprävention in der Pflege. Paper presented at the Kultur der Gesundheit und Sicherheit im Pflegeberuf – Pflege wirkt!, Ludwigshafen.

Oud, N.; Walter, G.; Nau, J. (2019 a): Körperinterventionen. In: N. Oud; G. Walter; J. Nau (Hg.), Aggression, Gewalt und Aggressionsmanagement: Lehr- und Praxishandbuch zur Gewaltprävention für Gesundheits- und Sozialberufe. 2. vollständig überarbeitete und erweiterte Auflage ed. (183–203). Bern: Hogrefe.

Oud, N.; Walter, G.; Nau, J. (2019 b): Leitlinien für den Umgang mit Aggression und Gewalt. In: J. Nau; G. Walter; N. Oud (Hg.), Aggression, Gewalt und Aggressionsmanagement: Lehr- und Praxishandbuch zur Gewaltprävention für Gesundheits- und Sozialberufe. 2. vollständig überarbeitete und erweiterte Auflage ed. (513–531). Bern: Hogrefe.

Owiti, J. A.; Bowers L. (2011): A narrative review of studies of refusal of psychotropic medication in acute inpatient psychiatric care. Journal of Psychiatric and Mental Health Nursing. 18: 637–647

Partridge, B.; Affleck, J. (2018): Predicting aggressive patient behaviour in a hospital emergency department. An empirical study of security officers using the Brøset Violence Checklist. Australasian emergency care 21 (1), 31–35. https://doi.org/10.1016/j.auec.2017.11.001

Paterson, B.; Leadbetter, D.; Miller, G. (2005): Beyond Zero Tolerance: a varied approach to workplace violence. Br J Nurs, 14 (15), 810–815.

Pinnock, H.; Barwick, M.; Carpenter, C. R.; Eldridge, S.; Grandes, G.; Griffiths, C. J.; . . . Taylor, S. J. C. (2017): Standards for Reporting Implementation Studies (StaRI) Statement. BMJ (Clinical Research Ed.), 356, i6795. https://doi.org/10.1136/bmj.i6795

Powell, B. J.; Waltz, T. J.; Chinman, M. J.; Damschroder, L. J.; Smith, J. L.; Matthieu, M. M.; . . . Kirchner, J. E. (2015). A refined compilation of implementation strategies: Results from the Expert Recommendations for Implementing Change (ERIC) project. Implementation Science : IS, 10, 21. https://doi.org/10.1186/s13012-015-0209-1

PreVCo-Arbeitsgruppe (2021): Die Umsetzung der S3-Leitlinie »Verhinderung von Zwang: Prävention und Therapie aggressiven Verhaltens bei Erwachsenen«. 12 Implementierungsempfehlungen für psychiatrische Akutstationen und deren Einschätzung durch das »PreVCo-Rating«. https://www.prevco.de

Proctor, E.; Silmere, H.; Raghavan, R.; Hovmand, P.; Aarons, G.; Bunger, A.; . . . Hensley, M. (2011): Outcomes for implementation research: Conceptual distinctions, measurement challenges, and research agenda. Administration and Policy in Mental Health, 38 (2), 65–76. https://doi.org/10.1007/s10488-010-0319-7

Putkonen, A.; Kuivalainen, S.; Louheranta, O.; Repo-Tiihonen, E.; Ryynänen, O.-P.; Kautiainen, H.; Tiihonen, J. (2013): Cluster-Randomized Controlled Trial of Reducing Seclusion and Restraint in Secured Care of Men With Schizophrenia. Psychiatric Services, 64 (9), 850–855. https://doi.org/10.1176/appi.ps.201200393

Rabenschlag, F.; Schürmann, J.; Trachsel, M. (2021): Psychiatrische Intensivbetreuung. Psychiatrische Pflege 6 (2), 23–26. https://doi.org/10.1024/2297-6965/a000348

Rechenmacher, J.; Müller, G.; Abderhalden, C.; Schulc, E. (2014): The diagnostic efficiency of the extended German Brøset Violence Checklist to assess the risk of violence. Journal of nursing measurement 22 (2), 201–212. https://doi.org/10.1891/1061-3749.22.2.201.

Richter, D. (2014): Verbale Aggressionen gegen Mitarbeitende im Gesundheitswesen. Ergebnisse einer qualitativen Studie. Gesundheitswesen (Bundesverband der Arzte des Offentlichen Gesundheitsdienstes (Germany) 76 (8–9), 494–499. https://doi.org/10.1055/s-0033-1361149

Richter, D. (2019 a). Erklärungsmodelle für Gewalt im Gesundheitswesen. In: J. Nau; G. Walter; N. Oud (Hg.), Aggression, Gewalt und Aggressionsmanagement - Lehr- und Praxishandbuch zur Gewaltprävention für Pflege-, Gesundheits- und Sozialberufe (2. Aufl., 76–86). Bern: Hogrefe.

Richter, D. (2019 b): Prävention psychischer Folgen und Nachsorge nach Gewaltereignissen im Gesundheitswesen. In: J. Nau; G. Walter und N. Oud (Hg.): Aggression, Gewalt und Aggressionsmanagement. Lehr- und Praxishandbuch zur Gewaltprävention für Pflege-, Gesundheits- und Sozialberufe. 2., vollständig überarb. u. erweiterte Auflage, 397–416.

Richter, D.; Berger, K. (2009): Psychische Folgen von Patientenübergriffen auf Mitarbeiter. Prospektive und retrospektive Daten. Der Nervenarzt 80 (1), 68–73. https://doi.org/10.1007/s00115-008-2564-5.

Richter, D.; Hoffmann, H. (2014): Architektur und Design psychiatrischer Einrichtungen. Psychiatrische Praxis 41 (03), 128–134.

Richter D.; Needham I. (2007): Effekte von mitarbeiterbezogenen Trainingsprogrammen zum Aggressionsmanagement in Einrichtungen der Psychiatrie und Behindertenhilfe - Systematische Literaturübersicht. Psychiatr Prax 34: 7–14. https://doi.org/10.1055/s-2006-940063

Ridley, J.; Leitch, S. (2019): Training Standards – First Edition. https://restraintreductionnetwork.org/wp-content/uploads/2022/11/RRN_standards_v9_accessible_PDF_updated.pdf (07.07.2023).

Rixe, J.; Neumann, E.; Möller, J.; Macdonald, L.; Wrona, E.; Bender, S.; Schormann, M.; Juckel, G.; Driessen, M. (2023): Joint crisis plans and crisis cards in inpatient psychiatric treatment – a multicenter randomized controlled trial. Dtsch Arztebl Int 120: 125–32. https://doi.org/ 10.3238/arztebl.m2022.0384

Rogers, E. M. (2003): Diffusion of innovations (5th ed.). New York: Free Press.

Rohe, T.; Dresler, T.; Stuhlinger, M.; Weber, M.; Strittmatter, T.; Fallgatter, A. (2017): Bauliche Modernisierungen in psychiatrischen Kliniken beeinflussen Zwangsmaßnahmen. Der Nervenarzt 88 (1), 70–77. https://doi.org/10.1111/j.1365-2850.2005.00827.x

Sauter, D. (2018): Bereitschaft zur Verantwortungsübernahme psychiatrisch Pflegender: Eine qualitative Studie. Best of Pflege. Wiesbaden: Springer Fachmedien Wiesbaden. http://dx.doi.org/10.1007/978-3-658-20207-1

Sauter, D.; Mayer, M.; Walter, G.; Steinert, T. (2020): Prävention von Zwang und Gewalt: Leitlinienempfehlungen in die Praxis bringen. Psychiatrische Pflege, 5 (5), 27–31.

Sauter, D.; Needham, I. (2023): Zwangsmassnahmen. In: D. Sauter, C. Abderhalden, I. Needham, S. Wolff (Hg.): Lehrbuch Psychiatrische Pflege. 4. vollst. aktualisierte und erweiterte Auflage (644–659). Bern: Hogrefe.

Schädle-Deininger, H.; Müller, C. (Hg.) (2023): Praxisbuch Pflege und Psychopharmaka. Bern: Hogrefe.

Schalast, N.; Sieß, J. (2018): Zusammenhänge des Stationsklimas mit objektiven Rahmenbedingungen psychiatrischer Stationen. Psychiatrische Praxis 45 (05), 242–247.

Schirmer, U. B. (2020): Psychopharmakotherapie und Empowerment: Ein Trainingsprogramm zum selbstständigen Medikamentenmanagement. Köln: Psychiatrie Verlag.

Schnotz, W. (2011): Pädagogische Psychologie kompakt. Weinheim: Beltz.

Scott, S. D.; Rotter, T.; Flynn, R.; Brooks, H. M.; Plesuk, T.; Bannar-Martin, K. H.; . . . Hartling, L. (2019): Systematic review of the use of process evaluations in knowledge translation research. Systematic Reviews, 8 (1), 266. https://doi.org/10.1186/s13643-019-1161-y

Shelton, R. C.; Cooper, B. R.; Stirman, S. W. (2018): The Sustainability of Evidence-Based Interventions and Practices in Public Health and Health Care. Annual Review of Public Health, 39, 55–76. https://doi.org/10.1146/annurev-publhealth-040617-014731

Speroni, K. G.; Fitch, T.; Dawson, E.; Dugan, L.; Atherton, M. (2014): Incidence and cost of nurse workplace violence perpetrated by hospital patients or patient visitors. J Emerg Nurs, 40 (3), 218–228; quiz 295. https://doi.org/10.1016/j.jen.2013.05.014

Spießl, H.; v Kovatsits, U.; Frick, U.; Cording, C.; Vukovich, A. (2002): Privatsphäre auf psychiatrischen Stationen. Psychiatrische Praxis 29 (01), 10–13.

Staudacher, D. (2021): Miteinander schweigen. Psychiatrische Pflege 6 (2), 11–14. https://doi.org/10.1024/2297-6965/a000345

Stefan, H.; Moser, T.; Walter, G. (2022): Es braucht gute Praxis: Best Practice, Leitlinien und Standards. Psychiatrische Pflege 7.

Stefan, I. (2016): Beschreibung Kommmunikationsgestützte Körperinterventionen – Dreitageskurs für Deeskalations- und Sicherheitsmanagement im Gesundheits- und Sozialwesen. Wien: Netzwerk Aggressionsmanagement im Gesundheits- und Sozialwesen.

Steinert, T.; Hirsch, S. (2019): Implementierung der S3-Leitlinie Verhinderung von Zwang. Prävention und Therapie aggressiven Verhaltens bei Erwachsenen. Psychiatrische Praxis 46 (05), 294–296.

Steinert, T.; Flammer, E. (2019): Häufigkeit von Zwangsmaßnahmen als Qualitätsindikator für psychiatrische Kliniken? In: Der Nervenarzt 90 (1), 35–39. https://doi.org/10.1007/s00115-018-0611-4.

The Restraint Reduction Network (2022): Towards Safer Services – Minimum Standards for Organisational Restraint Reduction Plans. https://restraintreductionnetwork.org/wp-content/uploads/2022/06/Towards_Safer_Services_V_22_Final.pdf (18.06.2023).

Thornicroft G.; Farrelly S.; Szmukler G. et al. (2013): Clinical outcomes of joint crisis plans to reduce compulsory treatment for people with psychosis: a randomised controlled trial. Lancet 381: 1634–41 CrossRef MEDLINE

Tingleff, E. B.; Bradley, S. K.; Gildberg, F. A.; Munksgaard, G.; Hounsgaard, L. (2017): »Treat me with respect«. A systematic review and thematic analysis of psychiatric patients' reported perceptions of the situations associated with the process of coercion. Journal of Psychiatric and Mental Health Nursing 24 (9-10), 681–698. https://doi.org/10.1111/jpm.12410

Utschakowski, J.; Sielaff, G.; Bock, T.; Winter, A. (Hg.)(2016): Vom Experten aus Erfahrung. Peer-Arbeit in der Psychiatrie. Köln: Psychiatrie-Verlag, 82–92.

Vaaler, A. E.; Iversen, V. C.; Morken, G.; Fløvig, J. C.; Palmstierna, T.; Linaker, O. M. (2011): Short-term prediction of threatening and violent behaviour in an Acute Psychiatric Intensive Care Unit based on patient and environment characteristics. BMC psychiatry 11, S. 44. https://doi.org/10.1186/1471-244X-11-44

Van der Schaaf, P. S.; Dusseldorp, E.; Keuning, F. M.; Janssen, W. A.; Noorthoorn, E. O. (2013): Impact of the physical environment of psychiatric wards on the use of seclusion. The British Journal of Psychiatry, 202 (2), 142–149.

van de Sande, R.; Nijman, H. L. I.; Noorthoorn, E. O.; Wierdsma, A. I.; Hellendoorn, E.; van der Staak, C.; Mulder, C. L. (2011): Aggression and seclusion on acute psychiatric wards. Effect of short-term risk assessment. The British journal of psychiatry : the journal of mental science 199 (6), S. 473–478. https://doi.org/10.1192/bjp.bp.111.095141.

Verein Netzwerk Aggressions- und Gewaltprävention, S. D. e. V. (2020): Positionspapier zu Deeskalationstrainings. https://nags-deutschland.de/wp-content/uploads/2020/12/Positionspapier-zu-Deeskalationstrainings-NAGS-Deutschland-e.-V.-Nov.-2020.pdf (03.04.2024).

Vereinte Nationen (1948): Resolution der Generalversammlung 217 A (III). Allgemeine Erklärung der Menschenrechte. http://www.un.org/depts/german/menschenrechte/aemr.pdf (01.12.2018).

Vollmar, H. C.; Santos, S.; Jong, A. de; Meyer, G.; Wilm, S. (2017): Wie gelangt Wissen in die Versorgung? Implementierungsforschung und Wissenszirkulation [How does knowledge reach health care practice?: Implementation research and knowledge circulation]. Bundesgesundheitsblatt, Gesundheitsforschung, Gesundheitsschutz, 60(10), 1139–1146. https://doi.org/10.1007/s00103-017-2612-z

Wahl, K. (2012): Aggression und Gewalt: Ein biologischer, psychologischer und sozialwissenschaftlicher Überblick. Heidelberg: Spektrum Akademischer Verlag.

Walker, G.; Bryant, W. (2013): Peer support in adult mental health services: a metasynthesis of qualitative findings. Psychiatric Rehabilitation Journal 36 (1), 28.

Walter, G.; Oud, N. (2007): Health & Safety – Safety Management & Training. In: B. Oomen (Hg.), Mental Health in Europe: the contribution of psychiatric nursing practice and science – »Discover the Field, enjoy the scenery« (37–47). Amsterdam: Oud Consultancy & Conference Management.

Walter, G.; Nau, J.; Oud, N. (2019 a): Das NOW-Modell. In: J. Nau; G. Walter; N. Oud (Hg.), Aggression, Gewalt und Aggressionsmanagement: Lehr- und Praxishandbuch zur Gewaltprävention für Pflege-, Gesundheits- und Sozialberufe. 2., vollständig überarbeitete und erweiterte Auflage (87–92). Bern: Hogrefe.

Walter, G., Nau, J.; Oud, N. (2019 b). Grundprinzipien der Kommunikation und Deeskalation. In: J. Nau; G. Walter; N. Oud (Hg.), Aggression, Gewalt und Aggressionsmanagement: Lehr- und Praxishandbuch zur Gewaltprävention für Gesundheits- und Sozialberufe. 2., vollständig überarbeitete und erweiterte Auflage (141–154). Bern: Hogrefe.

Walter, G.; Nau, J.; Oud, N. (2019 c): Organisationsbezogene Interventionen. In: J. Nau; G. Walter; N. Oud (Hg.), Aggression, Gewalt und Aggressionsmanagement: Lehr- und Praxishandbuch zur Gewaltprävention für Gesundheits- und Sozialberufe. 2., vollständig überarbeitete und erweiterte Auflage (471–497). Bern: Hogrefe.

Walter, G.; Nau, J.; Oud, N. (2019 d): Präventiver Umgang mit Aggression und Gewalt im Gesundheitswesen. In: J. Nau; G. Walter; N. Oud (Hg.), Aggression, Gewalt und Aggressionsmanagement: Lehr- und Praxishandbuch zur Gewaltprävention für Pflege-, Gesundheits- und Sozialberufe. 2., vollständig überarbeitete und erweiterte Auflage (93–116). Bern: Hogrefe.

Walter, G.; Nau, J.; Oud, N. (2019 e): Psychosoziale Interventionen. In: J. Nau; G. Walter; N. Oud (Hg.), Aggression, Gewalt und Aggressionsmanagement: Lehr- und Praxishandbuch zur Gewaltprävention für Gesundheits- und Sozialberufe. 2., vollständig überarbeitete und erweiterte Auflage (154–183). Bern: Hogrefe.

Walter, G.; Oud, N.; Nau, J. (2023): Aggression und Gewalt. In: D. Sauter; C. Abderhalden; I. Needham; S. Wolff (Hg.), Lehrbuch Psychiatrische Pflege (682–726). Bern: Hogrefe.

Walter, G.; Stefan, H.; Moser, T. (2022): Es braucht Orientierung und Haltung: Aggressions- und Gewaltmanagement praktisch. Psychiatrische Pflege, 7 (1), 23–27.

Waltz, T. J.; Powell, B. J.; Matthieu, M. M.; Damschroder, L. J.; Chinman, M. J.; Smith, J. L.; . . . Kirchner, J. E. (2015): Use of concept mapping to characterize relationships among implementation strategies and assess their feasibility and importance: Results from the Expert Recommendations for Implementing Change (ERIC) study. Implementation Science : IS, 10, 109. https://doi.org/10.1186/s13012-015-0295-0

Weinert, F. (Hg.) (2001): Leistungsermittlung in Schulen. Weinheim: Beltz.

Wensing, M.; Grol, R. (2020): Determinants of Implemetation. In: M. Wensing, R. Grol, J. Grimshaw (Eds.), Improving patient care: The implementation of change in health care (157–172). Oxford: Wiley-Blackwell.

Wensing, M.; Grol, R.; Grimshaw, J. (Eds.) (2020): Improving patient care: The implementation of change in health care (Third edition). Oxford: Wiley-Blackwell.

Wesuls, R.; Heinzmann, T.; Brinker, L. (2005): Professionelles Deeskalationsmanagement (Prodema(R)): Praxisleitfaden zum Umgang mit Gewalt und Aggression in den Gesundheitsberufen. https://www.gesundheitsdienstportal.de/risiko-uebergriff/infoplus/5_4_3b.pdf (07.07.2023).

Whittington, R.; Baskind, E.; Paterson, B. (2006): Coercive Meassures in the Management of Imminent Violence: Restraint, Seclusion and Enhanced Observation. In: D. Richter, Whittington, R. (Hg.), Violence in Mental Health Settings (pp. 145). New York: Springer.

Widmayer, S.; Borgwardt, S.; Lang, U. E.; Huber, C. G. (2019): Could animal-assisted therapy help to reduce coercive treatment in psychiatry? Frontiers in psychiatry, 10, 794.

Wobak, M.; Schnelzer, W. (2015): Teamteaching: Kollegiale Kooperation für gelingendes Lehren und Lernen. https://www.fachportal-paedagogik.de/literatur/vollanzeige.html?FId=3233740 (03.04.2023).

Wolf, T.; Fabel, P.; Kraschewski, A.; Jockers-Scherübl, M. C. (2021): From Wish to Reality. Soteria in Regular Care-Proof of Effectiveness of the Implementation of Soteria Elements in Acute Psychiatry. In: Frontiers in psychiatry 12, S. 685779. https://doi.org/10.3389/fpsyt.2021.685779.

Wright, S.; Gray, R.; Parkes, J.; Gournay, K. (2002): The recognition, prevention and therapeutic management of violence in mental health care. Retrieved 29.07.2023 from https://citeseerx.ist.psu.edu/document?repid=rep1&type=pdf&doi=933945b0360373b539da23dbac5e3f59a1146814.

Wullschleger, A.; Vandamme, A.; Mielau, J.; Stoll, L.; Heinz, A.; Bermpohl, F.; Bechdolf, A.; Stelzig, M.; Hardt, O.; Hauth, I.; Holthoff-Detto, V.; Mahler, L.; Montag, C. (2021): Effect of standardized post-coercion review on subjective coercion: Results of a randomized-controlled trial. Eur Psychiatry. Dec 7; 64 (1): e78. https://doi.org/10.1192/j.eurpsy.2021.2256. PMID: 34872630; PMCID: PMC8715283.

Zarola, A.; Leather, P. (2006 a): Violence and aggression management training for trainers and managers : A national evaluation of the training provision in healthcare settings. http://www.hse.gov.uk/research/rrpdf/rr440.pdf (03.04.2024).

Zarola, A.; Leather, P. (2006 b): Violence management training: The development of effective trainers in the delivery of violence management training in healthcare settings. http://www.hse.gov.uk/research/rrpdf/rr495.pdf (03.04.2024).

Zechner, K. (o. J.): Teamteaching – »The Power of two or more!«. https://www.feel-ok.at/de_AT/schule/themen/paedagoginnengesundheit/klassenmanagement/kommunikation/wissenswertes/teamteaching.cfm (07.07.2023).

Zeh, A.; Schablon, A.; Wohlert, C.; Richter, D.; Nienhaus, A. (2009): Gewalt und Aggression in Pflege- und Betreuungsberufen – Ein Literaturüberblick. In: Gesundheitswesen (Bundesverband der Ärzte des Öffentlichen Gesundheitsdienstes (Germany) 71 (8–9), 449–459. https://doi.org/10.1055/s-0029-1192027

Zehnder, U.; Rabenschlag, F.; Panfil, E.-M. (2015): Zwischen Kontrolle und Therapie: Eine evolutionäre Konzeptanalyse von Intensivbetreuung in der stationären Akutpsychiatrie [Between control and therapy: an evolutionary concept analysis of special observation in acute psychiatric wards]. Psychiatrische Praxis, 42 (2), 68–75. https://doi.org/10.1055/s-0034-1387244